ことばの遅れ
：評価と対応

著 栗原まな
神奈川リハビリテーション病院小児科

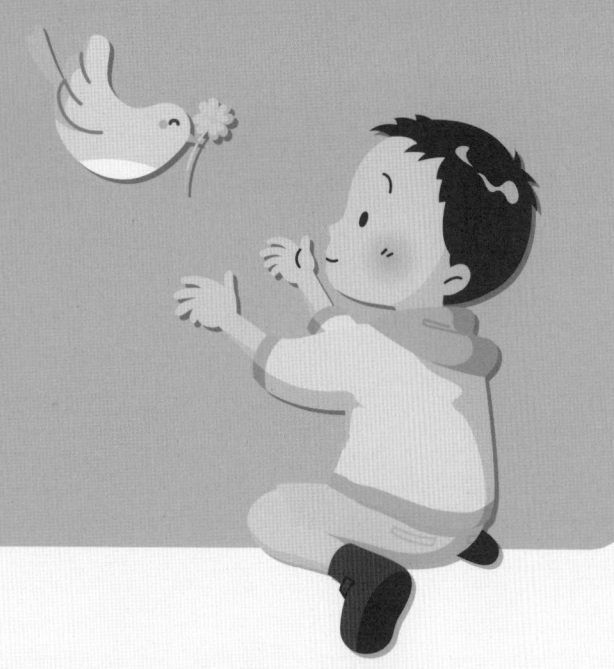

株式会社 新興医学出版社

序　文

　私が神奈川県総合リハビリテーションセンターで小児科医として勤務するようになって20年もの年月が経った。当センターの小児科では，軽度の障害から最重度の障害まで，0歳から50歳代（ただし子どもの時の障害をもったまま年齢が高くなった方）に至るまで，生まれつきの障害も後天性の障害も，外来・入院・施設入所などを通して，いろいろな障害をもった方の診療を行っている。そのなかで，比較的障害が軽く，外来のみで診ていく子ども達の主訴で最も多いのが「ことばの遅れ」である。「ことばの遅れ」と一言で言ってもその中身はさまざまで，診断の方法も，治療の方法も一人ひとり異なっている。小児科医になって何年経っても「ことばの遅れ」に対する診療は難しいものであるが，順序だてて考えていけば，その方針は見つけ出せると思う。

　この本は幼稚園・保育園の先生，通園施設のスタッフ，学校の先生，親御さんに向けて易しく書いた本である。「ことばの遅れ」をもつ子どもと，その子どもをとりまく多くの人の役に立てると嬉しい。

2009年12月

栗原まな

目　次

第1章　ことばの遅れ 1
　1．ことばとは？ 1
　2．正常な子どものことばの発達 1
　　a）正常な子どもの運動発達 2
　　b）正常な子どもの知的発達 3
　　c）正常な子どものことばの発達 5

第2章　ことばの遅れを少しでも早く発見するために 9
　1．乳幼児健診でのチェック項目 9
　2．脳障害のハイリスク要因 10
　3．5歳児健診のすすめ 11

第3章　ことばの遅れの検査法・評価法 13
　1．聴力検査 13
　2．発達検査 15
　3．知能検査 18
　4．社会性 21
　5．認知能力 21
　6．言語検査 22

第4章　ことばが遅れる原因とその対策 25
　1．ことばが遅れる原因 25
　2．ことばの遅れの診断と治療 26
　　a）聴覚障害 26
　　b）構音障害 27
　　c）広汎性発達障害 28
　　d）知的障害 36
　コラム(1)　てんかん 41
　　e）学習障害 43
　コラム(2)　注意欠如・多動性障害 47
　コラム(3)　軽度発達障害 51
　　f）特異的言語発達障害 55
　コラム(4)　高次脳機能障害 57
　コラム(5)　生まれつきみられる高次脳機能障害と後天性の高次脳機能障害 61

g）失語 ··· 64
　　　h）失認 ··· 66
　　　i）環境の問題 ··· 67
　　　j）吃音 ··· 68
　　　k）緘黙 ··· 69
　　コラム⑹　家族に対する支援 ·· 69

第5章　ことばの発達に応じた働きかけ ··· 70
　1．ことばの遅れを示す子どもへのアプローチの原則 ·· 70
　　　a）すぐはじめる支援 ··· 71
　　　b）適切な時期にはじめる支援 ·· 72
　　　c）徐々にはじめる支援 ·· 72
　2．ことばの遅れに対する言語訓練の目標 ·· 73
　3．ことばの遅れを示す子どもへの具体的な対応法 ·· 73
　　　a）コミュニケーションが成立していな段階 ··· 73
　　　b）ことばは出ていないが，身近な物の使い方がわかる段階 ······················ 74
　　　c）物や人などに名前がついているのに気づく段階 ··································· 77
　　　d）物事を2~3個の単語で表現できる段階 ·· 78
　　　e）語順や助詞の使い方を学ぶ段階 ·· 83
　　コラム⑺　スクリプト ··· 86
　　コラム⑻　INREAL（インリアル） ··· 86

第6章　拡大・代替コミュニケーション ·· 88
　　　a）機器を使わない手段 ·· 88
　　　b）AAC機器 ··· 88

第1章 ことばの遅れ

1．ことばとは？

　ことばを用いて他の人とコミュニケーションをとることは，ヒトとしての重要な行動の1つである。それを可能にするのは，特定のルールに基づいてことば（シンボル）とことばを組み合わせるシステムであり，これを「言語（language）」という。

　言語は，「形式（form）」，「意味（content）」，「使用（use）」の3要素からできている（表1）。

　「形式」には，音韻（phonology），形態素（morphology），統語（syntax）がある。音韻は音の単位の組み合わせ方のルールで，「そら」は/so, ra/がこの順に並び，語を形成する。形態素とは意味をもつ最小の言語音の単位で，単語を形成したり（例えば「まり」），語尾をつけて過去・受け身・使役の意味をつけたりする（例えば「買う・買った・買われる・買わせる」）。統語とは語順や助詞などの文法規則に基づいて文を作ることである。

　「意味」には語彙と文の2つのレベルがある。言語発達の面からは語彙の獲得がまずはじめに重要である。

　コミュニケーションするには，目的や相手に応じたことばを，社会的なルールに基づいて適切に「使用」することが必要である。さらに相手の表情や動作などの非言語性手段の「使用」も欠かせない。

2．正常な子どものことばの発達

　子どものことばの発達を評価するにあたっては，まず子どもの発達全体について評価する必要がある。ここでは運動発達，知的発達，ことばの発達に分けて記載してみよう。

表1　言語の3要素

●形式（form）
　　音韻（phonology）
　　形態素（morphology）
　　統語（syntax）
●意味（content）
　　語彙（vocabulary）
　　文（sentence）
●使用（use）

a）正常な子どもの運動発達（表2）
1）粗大運動

　乳児の運動発達のキーポイントは，頸座り，寝返り，お座り，這い這い，つかまり立ち，歩行である。

　頸が座らなければ，座位やつかまり立ちといった垂直方向の運動発達が獲得できない。5カ月を過ぎても頸が座らない場合には，運動発達の遅れが考えられる。

　頸座りと座位の獲得の間に，寝返りを獲得する時期がある。6カ月児の97%は寝返りをする。頸座りと異なり，寝返りをしないで，次の運動発達に進んでいく子どもが少数みられる。

　8カ月児の80%がお座りできる。お座りは，子どもの視野が平面的なものか

表2　子どもの運動発達

年齢	運動の発達段階
1カ月	寝ていて自由に顔を左右に向ける 腹臥位で頸を瞬間的に挙げる
4カ月	頸が座る 半分まで寝返る 手に触れたものをつかむ 腹臥位で顔を45〜90度挙げる
6カ月	背を丸くして両手をついて数秒座る 腹臥位で両腕を伸ばして顔を挙げ，両手で体重を支える 手を伸ばしてものをつかむ
9カ月	つかまり立ちする 腹這いで後ろに進む 両手で遊ぶ
1歳	数秒間一人で立っている 座位から立ち上がる 母指と示指の指先でものをつまむ
1歳3カ月	数メートル以上一人で歩く 階段を這って登る
1歳6カ月	ころばないで歩く ぎこちなく走る 積木を2個積む
2歳	走る 手すりをもって，両足をそろえながら1段ずつ階段を登る 下手だが両足ジャンプができる
3歳	足を交互に出して階段を登る 三輪車に乗れる 片足立ちができる 丸が書ける
5歳	スキップができる ブランコで立ちこぎができる 上着の下の方のボタンがはめられる

ら立体的なものに進むという点で，脳の発達に重要な意味をもっている。

這う動作は，四肢の交互性を学ぶという点で歩行への準備となる。12カ月児の98％が四這いする。座ったままの姿勢で臀部をはずませて移動する（座位移動）子ども（シャッフリングベビー）が少数みられるが，歩行開始が遅れる以外に問題はない。

つかまり立ちとは，何かにつかまって自分で立ち上がることをいう。12カ月児の98％がつかまり立ちする。つかまり立ちができるようになり，体重を左右どちらかの足に乗せられるようになると，伝い歩きができるようになる。

歩行は，ヒトとしての動作の基本である。1歳5カ月児の98％が歩行する。1歳半では歩行が安定し，ぎこちないが走れるようになり，手を引くと階段が登れるようになる。2歳では上手に走れるようになり，手すりをもって，両足をそろえながら1段ずつ階段が登れるようになる。3歳では足を交互に出して階段を登れるが，降りる時には両足をそろえる。三輪車に乗れるようになり，片足立ちができるようになる。4歳になってやっと足を交互に出して階段を昇降できるようになる。片足ケンケンができるようになる。5歳でスキップやブランコの立ちこぎができるようになる。

2）手の運動

新生児期には両手を握っていることが多いが，1カ月を過ぎる頃には手を開くことが増え，4カ月になると手に触れたものをつかむようになる。3～4カ月になると，自分の手を眼の前で見るようになる。「顔に布をかけるテスト」をしてみると，知的機能や運動機能に問題のない場合には4～5カ月になるとすぐに顔の布を手でとりはらう動作がみられる。6カ月になると腕を伸ばしてものをつかみ，手にもったものを口にもっていく。7カ月頃までは手のひら全体でものをつかむが，8カ月になると母指，示指，中指でものをつかむようになり，両手遊びがはじまる。10カ月になると，小さなものを母指，示指でつまむようになる。1歳3カ月頃になると自分でコップをもって飲むようになる。1歳半では積木を2個積む。2歳半になると鉛筆やクレヨンでめちゃめちゃ書きをする。3歳では丸が書け，4歳では四角が書ける。4歳になるとはさみが使えるようになり，5歳では線の上を上手に切れるようになる。5歳になると上着の下の方のボタンがはめられるようになる。

b）正常な子どもの知的発達（表3）

子どもの知的発達は，基本的な生活習慣，社会性，ことばの発達の面から把握する。年齢が低い子どもでは，運動の発達も知的発達と強い関係をもっているので，全体的な発達をみて知的発達を評価する。

1）情緒の発達

乳児期前半は，全身で快，不快を表現する。6～7カ月になると親を認識するようになり，怒り，恐れ，愛情などの感情が発達してくる。10～11カ月頃には

表3　子どもの知的発達

年齢	知的面の発達段階
1カ月	泣いている時に抱き上げると泣きやむ 大きな音に反応する
4カ月	あやされると声を出して笑う 顔にかけた布をとる
6カ月	ビスケットなどを自分で食べる 人に向かって声を出す
8カ月	鏡をみて笑いかけたり話しかけたりする マ，バ，パなどの発声をする
10カ月	泣かずに要求を示す さかんに喃語を発する
1歳	スプーンで食べようとする 1～2語，ことばをまねる
1歳6カ月	衣服の着脱に協力する できないことがあると助けを求める 絵本を見て1つのものの名前を言う
2歳	排尿を教える 親から離れて遊ぶ 二語文を話す
2歳6カ月	こぼさずに一人で食べる 自分の名前を言う 大きい，小さいがわかる
3歳	自分で上着を脱ぐ ままごと遊びをする 色が4つわかる
4歳	入浴時に下手だが自分の体を洗う 数の概念がわかる（3～4）
5歳	自分で衣服の着脱ができる 友達と協力して作業ができる 4連語の文章を復唱できる 左右がわかる

人見知りが目立つ。1～2歳頃は母親への甘えが強くなり，後追いが目立つ。またこわがったり，かんしゃくをおこすことも目立つ。2～3歳頃は，まだ自制力が発達していないため泣きやすく，またしっとしたりする。その後第一反抗期に入り，何でも「いや」と言うことが多くなるが，4～5歳になるとがまんできるようになってくる。

2）社会性の発達

生後2～4カ月頃には，あやすと笑い，6カ月頃からは大人に相手をして欲しがるようになる。9カ月頃には，おもちゃをとられると怒るなどの行動がみられる。1歳を過ぎると，他の子どもに興味を示すようになる。1歳半を過ぎると一緒に同じようなことをして遊べるようになるが，まだ一人遊びの段階であ

り，3歳を過ぎてからルールを理解して一緒に遊べるようになる。

c）正常な子どものことばの発達

1）聴覚の発達（表4）

　新生児期には突然の音に体全体でびくっと反応し，1カ月では呼びかけに反応する。2カ月では人の声に注意を向け，話しかけると喜ぶ。3カ月では好ましい声と嫌な声を聞き分け，4カ月ではいろいろな音に興味を示し，名前を呼ぶとゆっくり顔を向けるようになる。

2）ことばの発達（表5）

　生後1～2カ月頃になると喃語を発し，5カ月頃には喃語を反復するようになる。自分で発音し，聴覚的にその音を認知し，さらに発音を繰り返すことがことばの獲得に結びついていく。7カ月頃になると他人の声に興味をもちはじめ，9～10カ月頃にはさかんに喃語を発し，身振りや指さしをする。1歳過ぎに意味のあることばを話すようになる。1歳半～2歳で二語文を話すようになり，絵本で自分の知っているものを指さして名前を言うようになる。2歳を過ぎると物の名前を尋ねるようになり，多語文になってくる。2歳半になるとおしゃべりになり，「なぜ」を連発するようになる。発音が不明瞭であったり，幼児音であることは多いが，この時期に矯正する必要はない。3～4歳になると文章を作ることができるようになり，日常会話が可能となり，発音も正しくなってくる。5歳になると，実物の名前を尋ねるだけでなく，わからないことばの意味も尋ねるようになる。話しことばは完成したようにみえるが，受け身・使役形・助詞にまちがいがみられる。文字に興味をもつようになる。

表4　聴覚の発達

年齢	聴覚の発達段階
0カ月	突然の音にびくっとする 軽い音で静かになる
1カ月	ベルに反応する 呼びかけに反応する 泣いているときに声をかけると泣きやむ
2カ月	音の方向に顔を向ける 人の声に注意を向ける 突然の音に驚く 話しかけると声を出して喜ぶ
3カ月	好ましい声に嬉しそうな顔をする 嫌な声や音をいやがる
4カ月	ベルの音を聴いて動作を止める いろいろな音に興味を示す 名前を呼ぶとゆっくり顔を向ける

表5　ことばの発達

年齢	ことばの発達段階
0歳代	喃語
10カ月	身振り，指さし
1歳	単語
1歳半	二語文
2歳	物の名前を尋ねる，多語文
2歳半	おしゃべりになる
3歳	文章構成，日常会話可能
5歳	わからないことばの意味を尋ねる 文字に興味をもつ

3）体系的にみたことばの発達

　＜S—S法＞は，重度の遅れのために外界に関心を示さない子どもから，ことばを獲得していても内容や表現の仕方が不十分である子どもまでを対象として，コミュニケーション支援のあり方を体系化した我が国独自の評価・訓練プログラムである．＜S—S法＞は，言語行動を3側面からとらえているが，このとらえ方はことばの発達を理解するのに役立つので，ここに紹介したい．

　＜S—S法＞でいう言語行動の3側面とは（**図1**），

　①記号形式—指示内容関係
　②基礎的プロセス
　③コミュニケーション態度，である．

　コミュニケーションを行うには，コミュニケーション手段や内容といった構造的側面（記号形式—指示内容関係）と，それを用いて他の人と伝え合う機能的側面（コミュニケーション態度）が必要である．その構造的側面と機能的側面を支える基礎的学習能力（基礎的プロセス）の3つの領域がバランスよく発達していくことにより，コミュニケーションとしてのことばが整っていく．

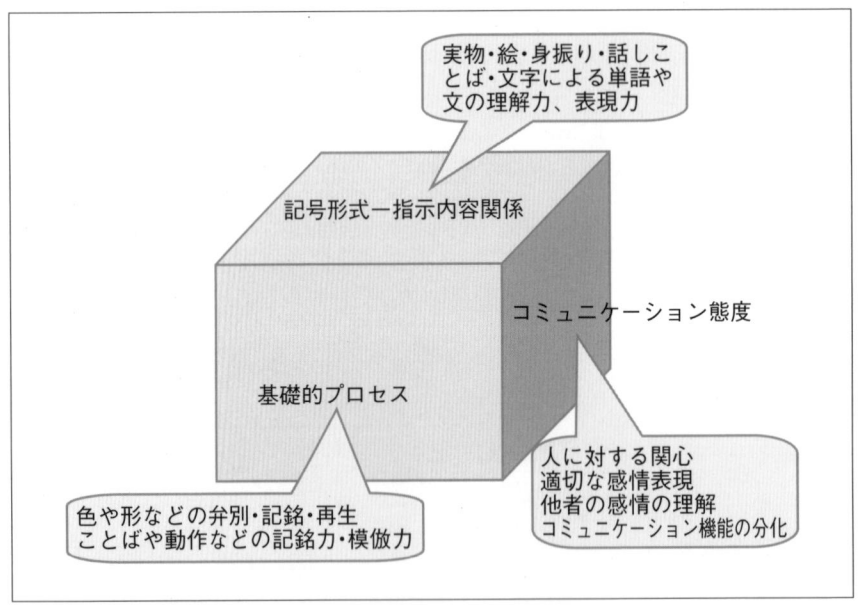

図1　言語行動の3側面

倉井成子，編：国リハ式＜S—S法＞によることばの遅れとコミュニケーション支援，明治図書，p8，2006．

①「記号形式―指示内容関係」の発達段階

記号形式（ことば，身振り，文字，物事の意味の理解といった広い意味まで含む）と，指示内容の関係が成立しているかどうかを**表6**の5段階の発達段階に分けて評価する。

☆段階1は言語が未獲得で，外界に対する認識が非常に未分化な状態である。

☆段階2は言語は未獲得だが，身近な物をその機能にあった形で扱えるようになる段階である。

・段階2-1は物が1つならその物に対応して扱える。

・段階2-2はペアになる2つの物を実際に手にした時に関係付けて扱える。

・段階2-3では他の人が見せた物を見て，子どもが対応する物を選べる。

☆段階3は物・人・状態などの概念が形成され，それらに名前がついていることを認識しはじめた段階である。

・段階3-1は身振りを示された時に複数個のなかから該当するものを選べる。

・段階3-2はことばを示された時に複数個のなかから該当するものを選べる段階で，幼児語でわかる場合と成人語でわかる場合がある。

☆段階4は事態の構成要素の入れ替えができない事態（非可逆事態）が2語以上の語連鎖による記号形式と結びついた段階である。

・段階4-1はある事態を構成している要素と要素間の関係がわかり，その関係を2語組み合わせた語連鎖と結びつけられる段階である。例えば「青いぼうし」「みかんを食べる」などがわかる。

・段階4-2はある事態に3つの要素があり，それらが関係していることがわ

表6 「記号形式―指示内容関係」の発達段階

段階5 語連鎖・統語方略
5-2 助詞
5-1 語順
段階4 語連鎖・要素
4-2 3語連鎖
4-1 2語連鎖
段階3 事物の記号
3-2 音声記号
3-1 身振り記号
段階2 事物の基礎概念
2-3 選択
2-2 ふるい分け
2-1 機能的操作
段階1 事物・事態の理解困難

小寺富子，他：国リハ式＜S―S法＞言語発達遅滞検査マニュアル，改訂第4版．エスコアール，1998より引用

かり，それらを表す単語がわかり，さらにそれが組み合わされて1つの事態を表すことがわかる段階である。たとえば「パパがりんごを食べる」などがわかる。

☆段階5は物や事態が3語連鎖以上の記号形式と結びついた段階で，さらに可逆事態（「僕がお兄ちゃんをたたく」「お兄ちゃんが僕をたたく」のように構成要素を入れ替えても意味が成立する事態）の理解もできる。

・段階5-1「語順の方略」とは，可逆事態を表す語連鎖を語の順番で処理することである。

・段階5-2「助詞の方略」とは，可逆事態を表す語連鎖を助詞の方略を用いて処理することである。

たとえば「僕がお兄ちゃんをたたく」「お兄ちゃんが僕をたたく」はわかるが，「僕をお兄ちゃんがたたく」がわからないのは段階5-1であり，後者もわかる場合は段階5-2である。

②基礎的プロセス

基礎的プロセスは，言語の発達を支える基礎的学習能力のことである。情報をインプットし，記憶として脳に蓄え，必要な時にそれを再生させてことばとして用いる能力で，聴覚，視覚，触覚などさまざまな感覚が関与している。

③コミュニケーション態度

<S—S法>ではコミュニケーション態度を次の項目で評価する。

☆人に対する関心（視線が合うか，人の動作に注目するか）

☆適切な感情表現（感情表現が状況に合っているか）

☆特徴的な言語使用〔独語，エコラリア（言われたことばをそのまま言い返すこと），同じことばを何度も繰り返す，ことばのリズムや抑揚〕

☆他者の感情の理解

☆コミュニケーション機能の分化

コミュニケーション機能は，要求，報告，対人的機能，会話調整，質問，自己調整といった機能にわけられる。

参考文献

・倉井成子，編：<S—S法>によることばの遅れとコミュニケーション支援．明治図書出版，2006
・小寺富子，倉井成子，佐竹恒夫編：国リハ式<S—S法>言語発達遅滞検査マニュアル，改訂第4版．エスコアール，1998

第2章 ことばの遅れを少しでも早く発見するために

　ことばの遅れを少しでも早く発見するためには、正常な子どもの発達を理解しておくことが必要であるが、正常な発達からはずれている子どもを少しでも早く見つけ出すためには、乳幼児健康診査（乳幼児健診）が重要な役割をもっている。その際には、脳障害を生じる可能性のある「ハイリスク因子」を知っておくことが役に立つ。

1．乳幼児健診でのチェック項目

　乳幼児健診は現在、市町村の管轄で行われており、保健センターなどで集団的に行う場合と、医療機関で個別に行う場合がある。

　集団健診は、3〜4カ月、1歳半、3歳〜3歳半に行われ、個別健診は1カ月、6〜7カ月、9〜10カ月、1歳、2歳、4歳、5歳などに行われることが多い。

　乳幼児健診でのチェック項目の代表的なもの（**表7**）と、母子健康手帳に記載されている項目（**表8-a, b, c**）を示す。

表7　乳幼児健診でのチェック項目

身体計測による評価
①各計測値による評価
身長・体重・胸囲・頭囲
②各計測値間の比による評価
ローレル指数・カウプ指数
運動発達の評価
粗大運動・微細運動
精神発達の評価
疾病の有無
養育環境の評価

表8-a　3〜4カ月児健診（母子健康手帳の記載項目）

1．首がすわりましたか
2．あやすとよく笑いますか
3．目つきや目の動きがおかしいのではないかと気になりますか
4．見えない方向から声をかけてみると、そちらのほうを見ようとしますか
5．外気浴をしていますか
6．薄めた果汁やスープを飲ませていますか
7．子育てについて困難を感じることはありますか

表8-b　1歳6カ月児健診（母子健康手帳の記載項目）

1. ひとりでじょうずに歩きますか
2. ママ，ブーブーなど意味のあることばをいくつか話しますか
3. 自分でコップをもって水を飲めますか
4. 哺乳瓶を使っていますか
5. 食事やおやつの時間はだいたい決まっていますか
6. 保護者が歯の仕上げみがきをしてあげていますか
7. 極端にまぶしがったり，目の動きがおかしいのではないかと気になりますか
8. うしろから名前を呼んだ時，振り向きますか
9. どんな遊びが好きですか
10. 子育てについて困難を感じることはありますか

表8-c　3歳児健診（母子健康手帳の記載項目）

1. 手を使わずにひとりで階段をのぼれますか
2. クレヨンなどで丸（円）を書きますか
3. 衣服の着脱をひとりでしたがりますか
4. 自分の名前が言えますか
5. 歯みがきや手洗いをしていますか
6. よくかんで食べる習慣はありますか
7. 斜視はありますか
8. 物を見るとき目を細めたり，極端に近づけて見たりしますか
9. 耳の聞こえが悪いのではないかと気になりますか
10. ままごと，怪獣ごっこなど，ごっこ遊びができますか
11. 遊び友だちがいますか
12. 子育てについて困難を感じることはありますか

2．脳障害のハイリスク要因

　脳障害を生じるハイリスク要因には，医学的ハイリスク要因，家庭環境に関するハイリスク要因，社会環境に関するハイリスク要因がある（**表9**）。なかでも医学的ハイリスク要因は，脳障害との関連性が大きい。医学的ハイリスク要因の詳細を示す（**表10-a，b，c**）。特に「新生児に関するハイリスク要因」をもつ子どもでは，脳障害の所見がないかどうかを注意深く観察することが大切である。

表9　脳障害のハイリスク要因

1. 医学的ハイリスク要因
   ・母体疾患に関するもの
   ・妊娠・分娩に関するもの
   ・新生児に関するもの
2. 家庭環境に関するハイリスク要因
   ・経済性・家族構成・育児性
3. 社会環境に関するハイリスク要因
   ・衛生環境・環境汚染

表10-a　母体疾患に関するハイリスク要因

1. 糖尿病
2. 甲状腺機能異常症
3. 自己免疫疾患
4. 心疾患
5. 腎疾患
6. 妊娠中の母体感染症
　　（トキソプラズマ，風疹，B型肝炎など）

表10-b　妊娠・分娩に関するハイリスク要因

1. 妊娠中毒症
2. 胎盤の異常（前置胎盤，常位胎盤早期剥離）
3. 羊水異常（過多，過少，混濁）
4. 分娩異常（帝王切開，鉗子分娩，吸引分娩）
5. 多胎

表10-c　新生児に関するハイリスク要因

1. 早産児
2. 低出生体重児
3. 子宮内発育遅滞児
4. 巨大児
5. 分娩外傷
6. 出生時仮死
7. 呼吸障害
8. 多発奇形

3．5歳児健診のすすめ

　重度の障害は乳児期や幼児期前半に発見されるが，軽度の障害をもつ子どもは就学してはじめて気がつかれることが多い（図2）。就学児の6.3％に軽度の発達障害をもつ子どもがいると報告されている（図3）が，就学した後に発見されたのでは学校ですぐに対応できないことが多いので，就学前1年くらいの時期に発見して，就学までに対応を考えておくことが重要である。そのため「5歳児健診」の重要性が述べられており，システム化されていく動きがみられている。5歳児健診では，3歳児健診で見過ごされたり，問題が生じていなかった軽度の障害を見つけ，家族にそのことを気づかせ，その後のフォローについて考えていくことを目的としている。

　対象疾患は，
　①軽度知的障害・学習障害
　②広汎性発達障害
　③注意欠如・多動性障害，の3つの群に分けられる。p.50 コラム(3)軽度発達障害参照

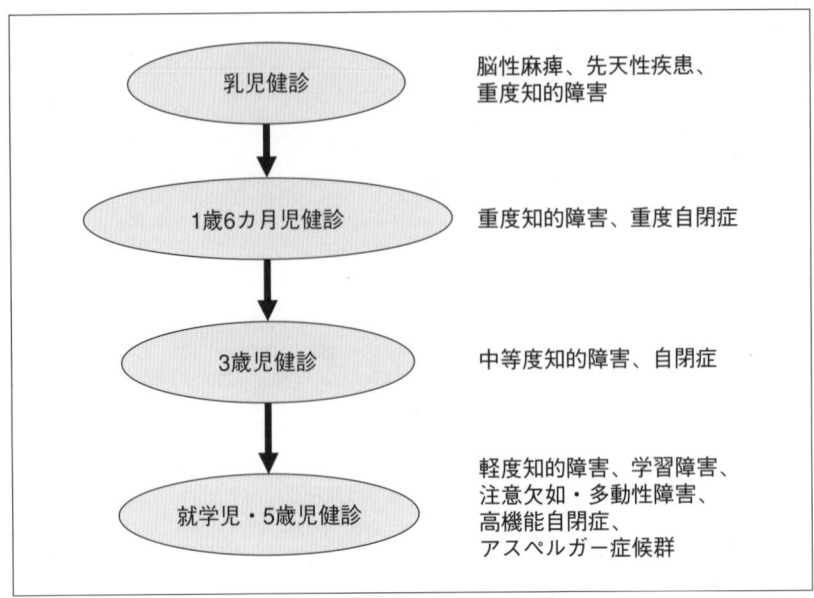

図2　障害の診断の流れ

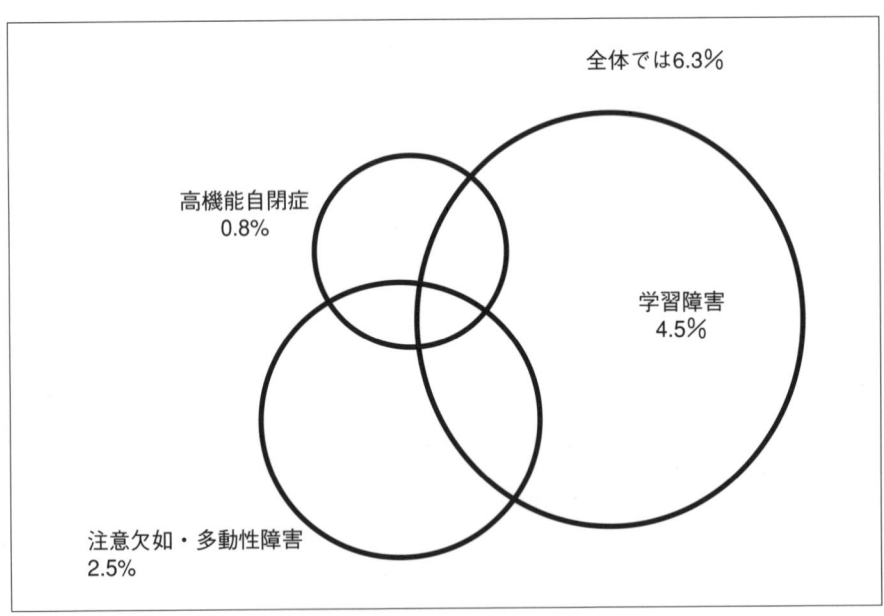

図3　軽度発達障害の頻度（文科省資料2002）

参考文献
・前川喜平，山口規容子：育児支援とフォローアップマニュアル．金原出版，東京，1999
・小枝達也：5歳児健診．発達障害の診療・指導エッセンス．診断と治療社．2008

第3章 ことばの遅れの検査法・評価法

　ことばの遅れを主訴に来院した子どもに対しては，まず聴力検査を行い，次に発達検査や知能検査を行う。子どもの評価は，本人への面接と心理検査に加え，行動観察，家族からの情報収集が大切である。子どもに使える心理検査は限られているばかりでなく，その評価には熟練と忍耐強さが必要である。子どもに用いる心理・言語検査を**表 11**に示す。

表 11　子どもに用いる心理・言語検査

測定する能力	検査名	対象年齢
発達	遠城寺式・乳幼児分析的発達検査	0歳～4歳7カ月
	新版K式発達検査	0～14歳
	津守・稲毛式発達検査	0～7歳
知能	田中ビネー知能検査	2歳～成人
	WPPSI知能検査	3歳10カ月～7歳1カ月
	WISC-Ⅲ知能検査	6～16歳
	大脇式知能検査	1歳10カ月～6歳
	コース立方体組み合わせテスト	6歳～成人
	K-ABC心理・教育アセスメントバッテリー	2歳6カ月～12歳11カ月
社会性	S-M社会生活能力検査	6カ月～15歳
認知能力	マッカーシー認知能力診断検査	2歳6カ月～8歳6カ月
言語	PVT絵画語彙発達検査	3～10歳
	＜S-S法＞言語発達遅滞検査	0～6歳
	構音検査	3歳～成人
	ITPA言語学習能力診断検査	3歳～8歳11カ月
	SLTA標準失語症検査	成人

1．聴力検査

　聴力検査には，行動反応を指標とする聴力検査と，他覚的な聴力検査がある（**表 12**，**図 4, 5**）。

表12 聴力検査

行動反応を指標とする聴力検査	
聴性行動反応検査（BOA）	2〜6カ月
条件詮索反射聴力検査（COR）	6カ月〜3歳
遊技聴力検査（PA）	1〜4歳
純音聴力検査（オージオグラム）	4歳以上

他覚的聴力検査	
聴性脳幹反応（ABR）	0歳以上
聴性定常反応（ASSR）	0歳以上

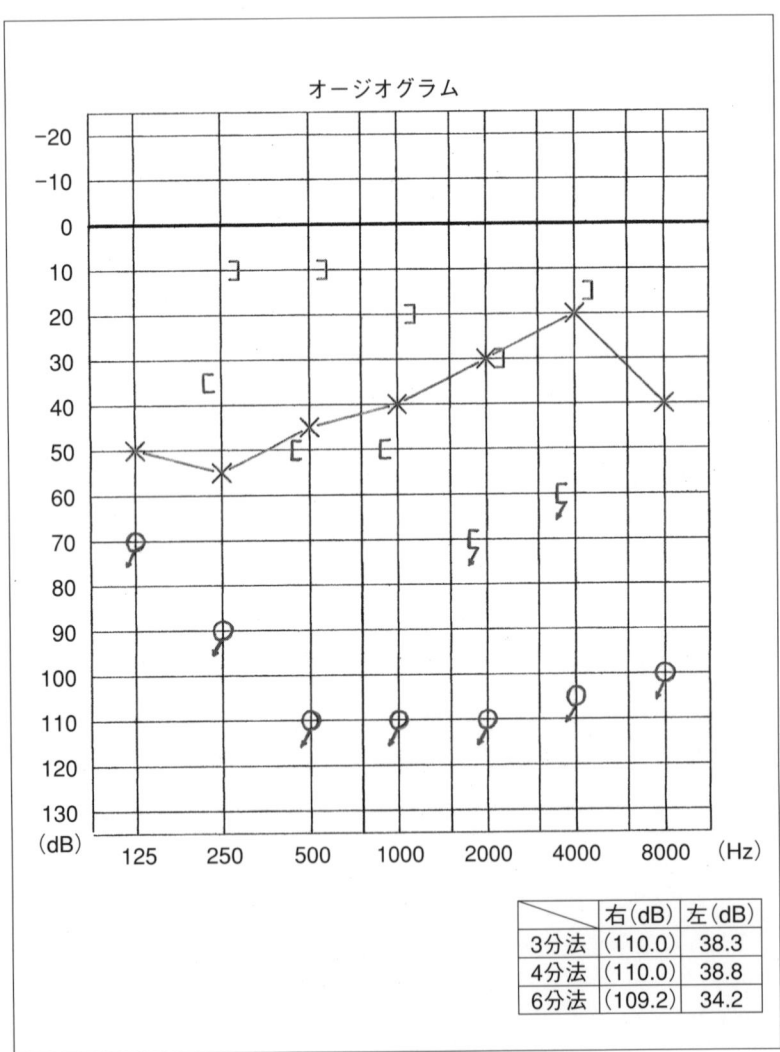

	右(dB)	左(dB)
3分法	(110.0)	38.3
4分法	(110.0)	38.8
6分法	(109.2)	34.2

図4　オージオグラム
左耳の聴力は正常。右耳は重度難聴（聾）である。

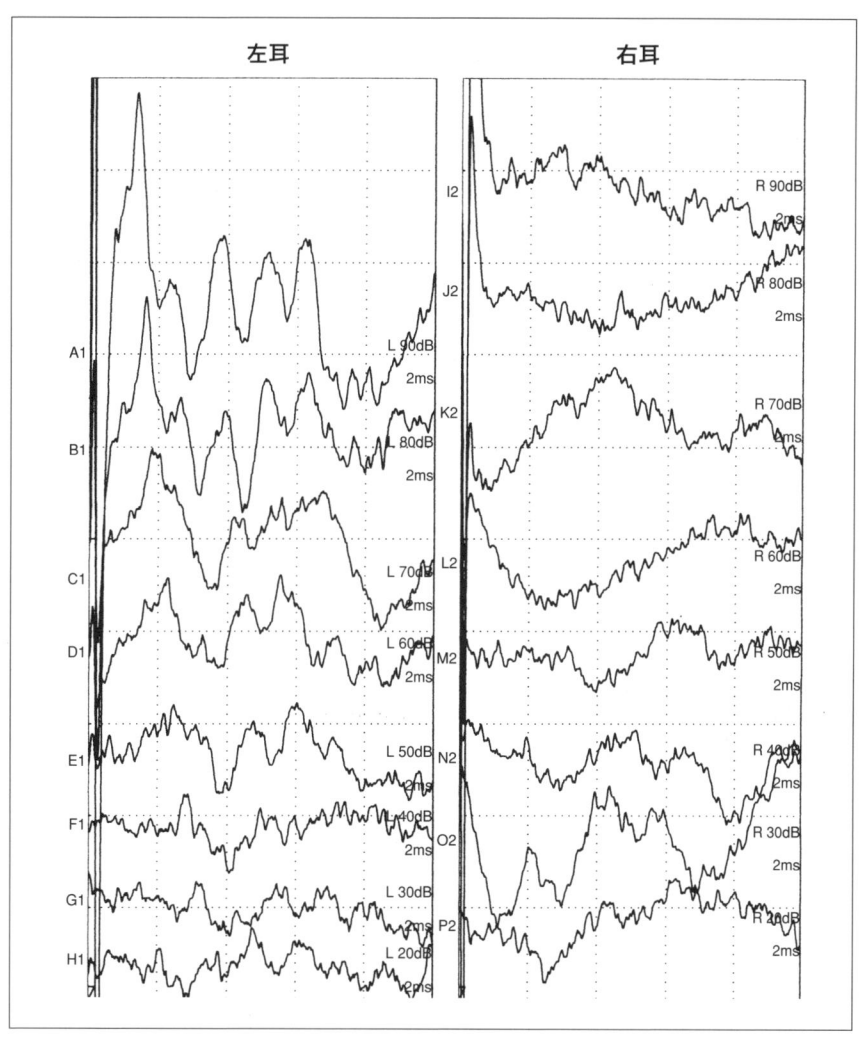

図5 聴性脳幹反応（ABR）
左耳では正常な波型が記録されているが，右耳は波の出現がなく重度難聴（聾）である

2．発達検査

①遠城寺式・乳幼児分析的発達検査（図6）
　運動（移動運動，手の運動），社会性（基本的習慣，対人関係），言語（発語，言語理解）の3領域，6項目について測定し，小児の発達プロフィールを把握する。

②新版K式発達検査
　姿勢・運動，認知・適応，言語・社会の3領域および全体の発達年齢段階を測定する。

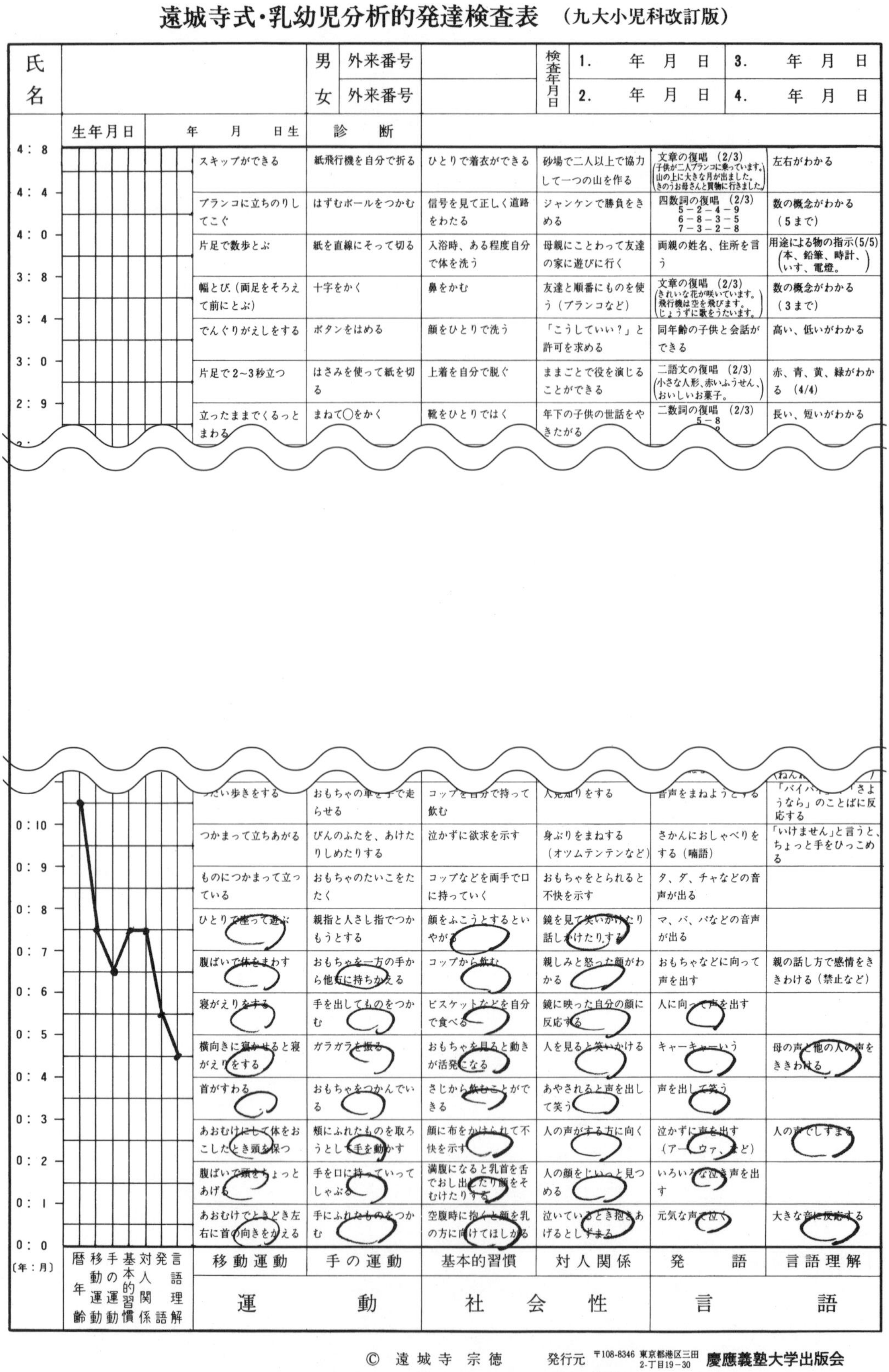

遠城寺式・乳幼児分析的発達検査表　（九大小児科改訂版）

氏名		男／女	外来番号	検査年月日	1.　年　月　日／2.　年　月　日	3.　年　月　日／4.　年　月　日
生年月日	年　月　日生	診断				

暦年齢（年：月）	移動運動	手の運動	基本的習慣	対人関係	発語	言語理解
4：8	スキップができる	紙飛行機を自分で折る	ひとりで着衣ができる	砂場で二人以上で協力して一つの山を作る	文章の復唱 (2/3)（子供が二人ブランコに乗っています。山の上に大きな月が出ました。きのうお母さんと買物に行きました。）	左右がわかる
4：4	ブランコに立ちのりしてこぐ	はずむボールをつかむ	信号を見て正しく道路をわたる	ジャンケンで勝負をきめる	四数詞の復唱 (2/3) 5−2−4−9 6−8−3−5 7−3−2−8	数の概念がわかる（5まで）
4：0	片足で数歩とぶ	紙を直線にそって切る	入浴時、ある程度自分で体を洗う	母親にことわって友達の家に遊びに行く	両親の姓名、住所を言う	用途による物の指示(5/5)（本、鉛筆、時計、いす、電燈。）
3：8	幅とび（両足をそろえて前にとぶ）	十字をかく	鼻をかむ	友達と順番にものを使う（ブランコなど）	文章の復唱 (2/3)（きれいな花が咲いています。飛行機は空を飛びます。じょうずに歌をうたいます。）	数の概念がわかる（3まで）
3：4	でんぐりがえしをする	ボタンをはめる	顔をひとりで洗う	「こうしていい？」と許可を求める	同年齢の子供と会話ができる	高い、低いがわかる
3：0	片足で2〜3秒立つ	はさみを使って紙を切る	上着を自分で脱ぐ	ままごとで役を演じることができる	二語文の復唱 (2/3)（小さな人形、赤いふうせん、おいしいお菓子。）	赤、青、黄、緑がわかる (4/4)
2：9	立ったままでくるっとまわる	まねて○をかく	靴をひとりではく	年下の子供の世話をやきたがる	二数詞の復唱 (2/3) 5−8	長い、短いがわかる
	…たい歩きをする	おもちゃの車を手で走らせる	コップを自分で持って飲む	人見知りをする	音声をまねようとする	「バイバイ」や「さようなら」のことばに反応する
0：10	つかまって立ちあがる	びんのふたを、あけたりしめたりする	泣かずに欲求を示す	身ぶりをまねする（オツムテンテンなど）	さかんにおしゃべりをする（喃語）	「いけません」と言うと、ちょっと手をひっこめる
0：9	ものにつかまって立っている	おもちゃのたいこをたたく	コップなどを両手で口に持っていく	おもちゃをとられると不快を示す	タ、ダ、チャなどの音声が出る	
0：8	ひとりで座って遊ぶ	親指と人さし指でつかもうとする	顔をふこうとするといやがる	鏡を見て笑いかけたり話しかけたりする	マ、バ、パなどの音声が出る	
0：7	腹ばいで体をまわす	おもちゃを一方の手から他方に持ちかえる	コップから飲む	親しみと怒った顔がわかる	おもちゃなどに向って声を出す	親の話し方で感情をききわける（禁止など）
0：6	寝がえりをする	手を出してものをつかむ	ビスケットなどを自分で食べる	鏡に映った自分の顔に反応する	人に向って声を出す	
0：5	横向きに寝かせると寝がえりをする	ガラガラを振る	おもちゃを見ると動きが活発になる	人を見ると笑いかける	キャーキャーいう	母の声と他の人の声をききわける
0：4	首がすわる	おもちゃをつかんでいる	さじから飲むことができる	あやされると声を出して笑う	声を出して笑う	
0：3	あおむけにして体をおこしたとき頭を保つ	頬にふれたものを取ろうとして手を動かす	顔に布をかけられて不快を示す	人の声がする方に向く	泣かずに声を出す（アー、ウァ、など）	人の声でしずまる
0：2	腹ばいで頭をちょっとあげる	手を口に持っていってしゃぶる	満腹になると乳首を舌でおし出したり顔をそむけたりする	人の顔をじいっと見つめる	いろいろな泣き声を出す	
0：1	あおむけでときどき左右に首の向きをかえる	手にふれたものをつかむ	空腹時に抱くと顔を乳の方に向けてほしがる	泣いているとき抱きあげるとしずまる	元気な声で泣く	大きな音に反応する
0：0	運動	運動	社会性	社会性	言語	言語

発行元 〒108-8346 東京都港区三田2-丁目19−30 慶應義塾大学出版会

図6　遠城寺式・乳幼児分析的発達検査表

③津守・稲毛式精神発達検査（図7）
　0～12カ月，1～3歳，3～7歳の3種類の質問紙がある．運動，探索・操作，

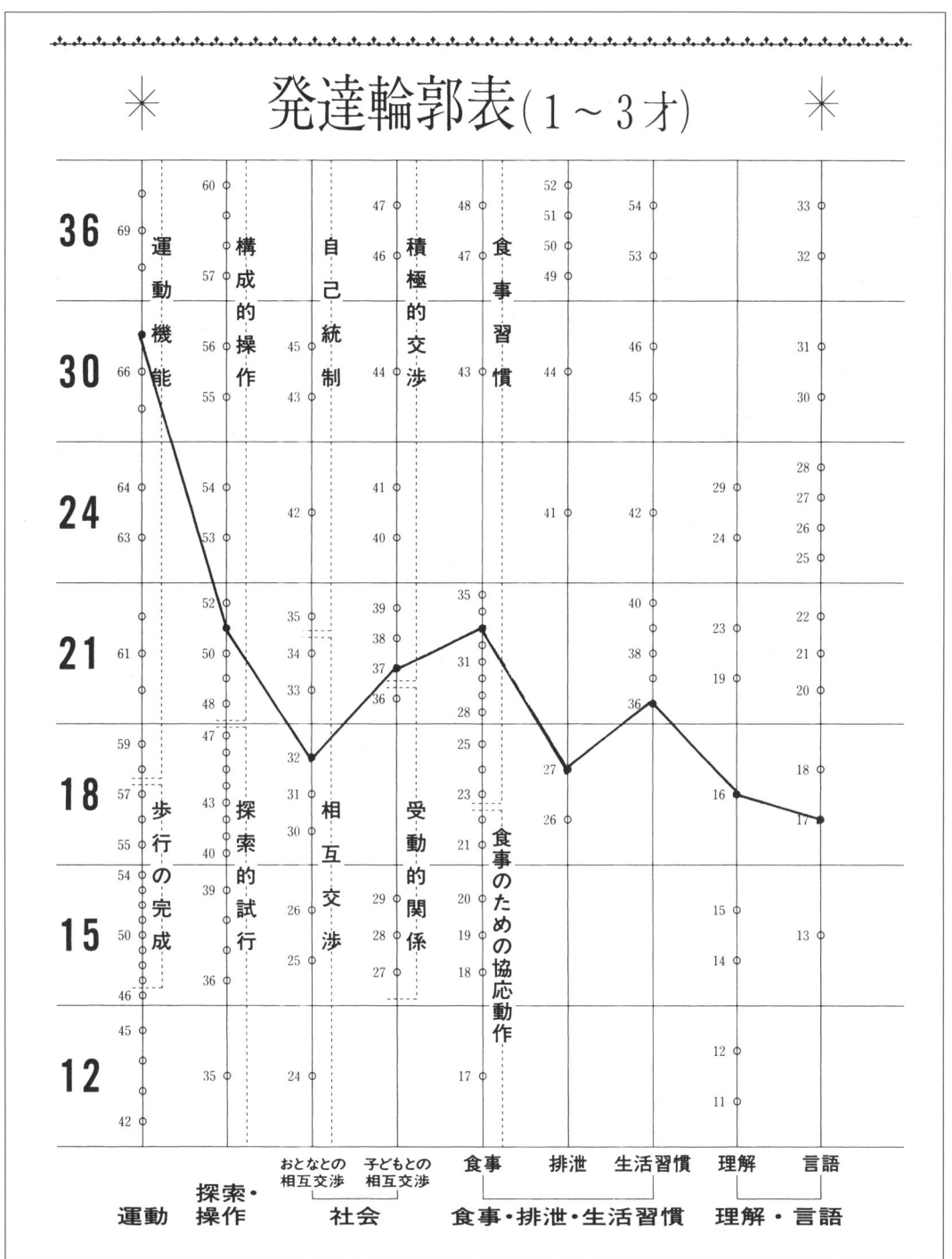

図7　津守・稲毛式乳幼児精神発達質問紙（1～3歳）（津守　真，稲毛教子，編著：大日本図書，東京，1965）

社会，食事・排泄・生活習慣，理解・言語の5領域について家族が質問に答える形で評価する。

3．知能検査

①田中ビネー知能検査

年齢別の知的発達水準を設定して，知能発達の状態を把握する。

②WISC-Ⅲ知能検査（図8）

Wechsler Intelligence Scale for Children に基づく。6～16歳を対象年齢とし，測定された知能の内容を分析する。言語性検査（知識，類似，算数，単語，理解，数唱）と動作性検査（完成，符号，配列，積木，組合せ，記号，迷路）からなる。言語性検査は学習，獲得された知識や知識を応用する思考力を評価し，動作性検査は視覚的認知能力，巧緻動作能力・遂行機能を含めた情報処理能力を評価する。

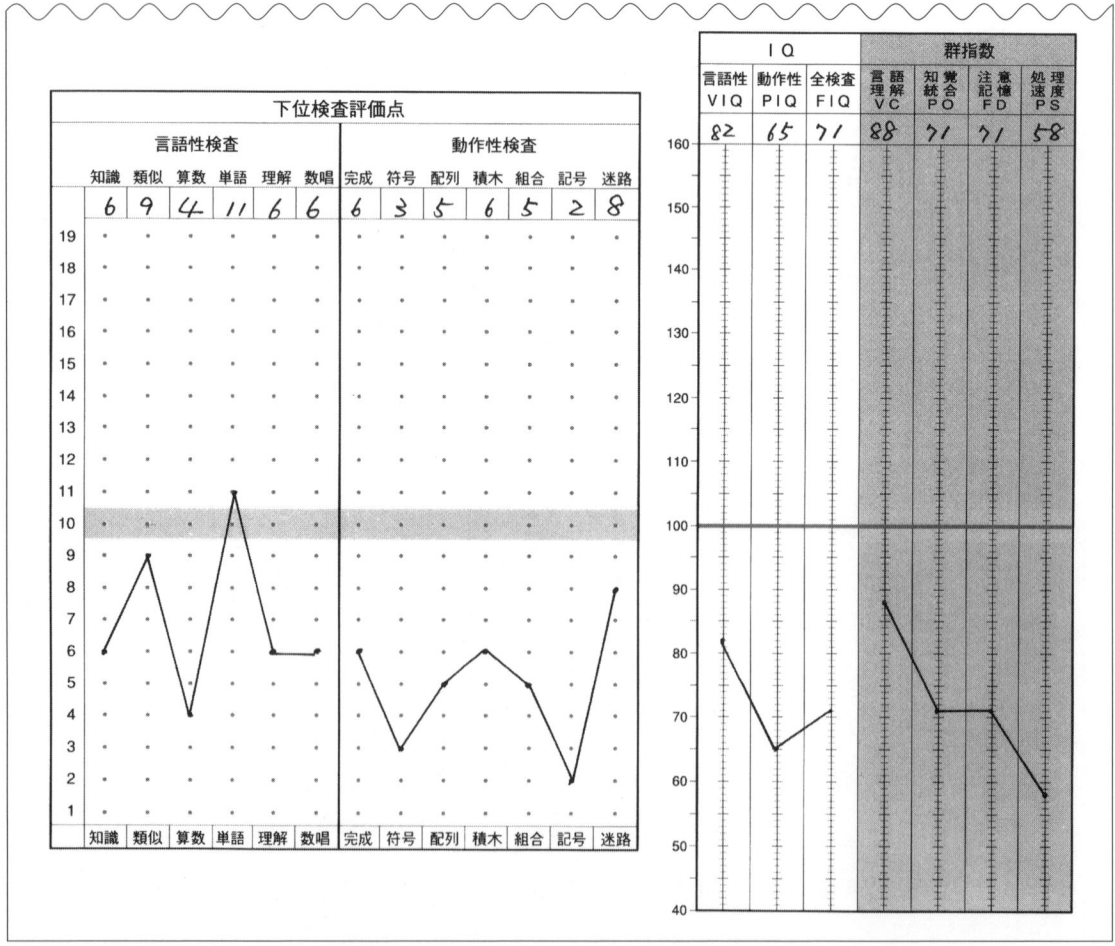

図8 WISC-Ⅲ知能検査（日本版 WISC-Ⅲ．刊行委員会訳，日本文化科学社，東京，1998）

③WPPSI 知能検査

　WISC を低年齢化した Wechsler Preschool and Primary Scale of Intelligence に基づく。3 歳 10 カ月〜7 歳 1 カ月を対象年齢とする。

④大脇式知能検査

　コース立方体組合せテストを基盤として，より低年齢の小児にも適応できるように作られた知能検査である。

⑤コース立方体組み合わせテスト

　言語要素を介さずに行う動作性の知能検査である。

⑥K-ABC 心理・教育アセスメントバッテリー（図 9）

　視覚認知，短期記憶，手の動作，言語習得課題，数の操作など広範な内容を含み，認知処理過程尺度と習得度尺度に分けられる。認知処理過程尺度は，入力した情報を 1 つずつ順番に処理する継次処理能力と，情報を空間的に全体をまとめて処理する同時処理能力を評価する。

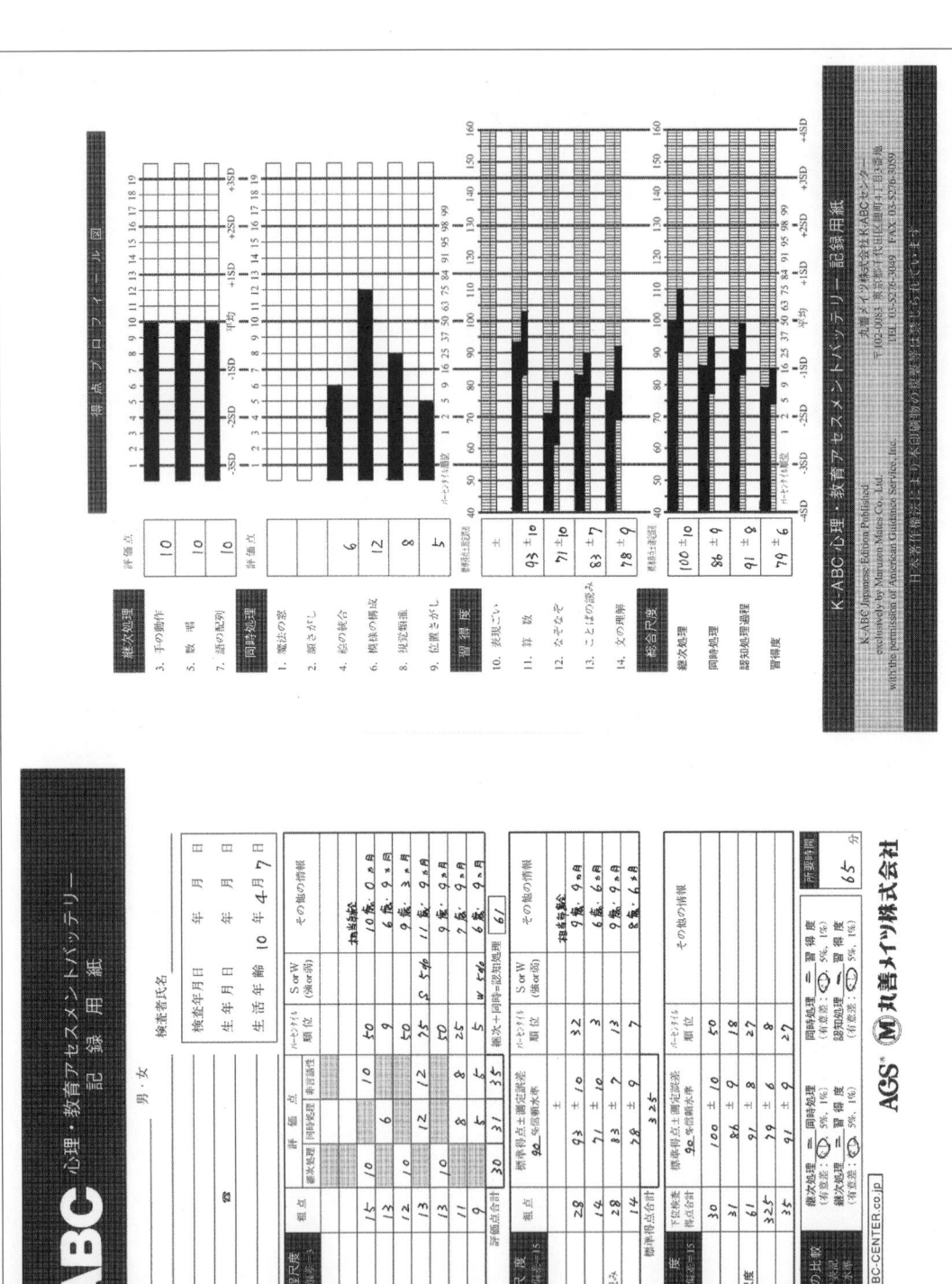

図9 K-ABC心理・教育アセスメントバッテリー（松原達哉, 他：K-ABC, 丸善株式会社, 東京, 1993）

4. 社会性

①S-M 社会生活能力検査（図10）

　身辺自立，移動，作業，意志交換，集団参加，自己統制の領域について社会生活能力を評価する。

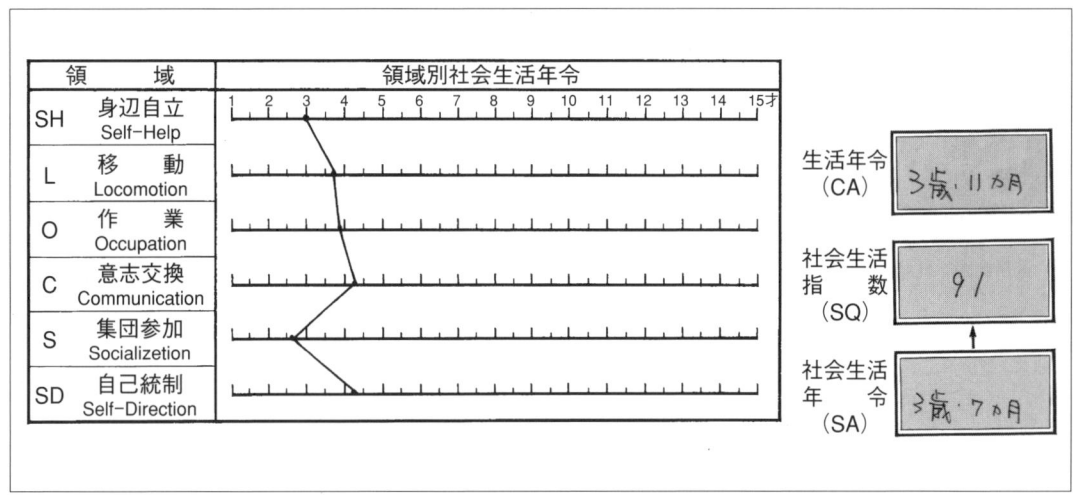

図10　S—M 社会生活能力検査
（旭出学園教育研究所，日本心理適性研究所：S-M 社会生活能力検査.（三木安正 監）日本文化科学社，東京，1980）

5. 認知能力

①マッカーシー認知能力診断検査

　子どものさまざまな認知・運動行動を体系的に観察することによって作られたもので，言語，知覚—遂行，数量，一般認知，記憶，運動の6つの尺度から作られている。言語尺度に関する検査は，絵の記憶，ことばの知識，ことばの記憶，ことばの流暢さ，反対類推などで，各尺度ごとに指数が算出される。

6．言語検査

①絵画語彙発達検査（Picture Vocabulary Test：PVT）
語の理解の発達を短時間に検査できる。音声を聞かせて提示した絵のなかから選ばせる。

②＜S―S法＞言語発達遅滞検査
言語発達遅滞の原因が自閉症であろうと知的障害であろうと，言語行動そのものに焦点をあてて行う検査である。言語未習得から習得途上まで，音韻・統語・意味，コミュニケーション，基礎的学習能力を検査し，結果を治療プログラムと関連づけていく検査法である。（p.6参照）

③構音検査
子どもでは「構音検査法＜試案1＞」が用いられる。4～6歳が対象の中心であるが，3歳～成人まで利用できる。単語，文章，単音，単音節の各項目で，復唱，音読，呼称のスピーチサンプルを録音する（子どもでは呼称が多い）。さらに文節の音読，復唱を行う。音の省略，置換，歪み，付加，および異常構音があるかどうかを評価する。

④**ITPA 言語学習能力診断検査**（図 11）

　ITPA は言語学習能力の観点から個人がもつ種々の能力の発達レベルを分析する。図 12 に示す 10 の下位検査からなり，単に発達の遅れを評価するだけでなく，発達のバランス・特徴，障害の構造を評価し，治療教育プログラムを作成するのに役に立つ。

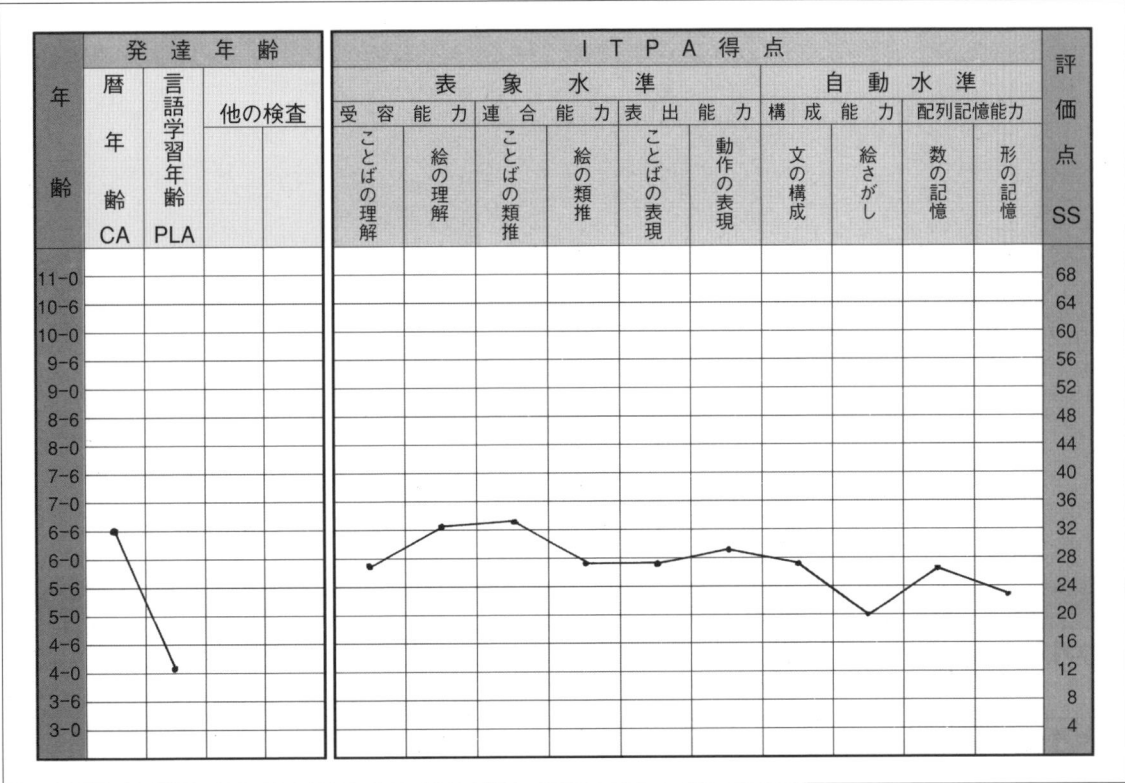

図 11　ITPA 言語学習能力診断検査（上野一彦，他：ITPA 言語学習能力診断検査．日本文化科学社，東京，1992）

⑤**標準失語症検査（SLTA）**（図 12）

　成人用の失語症検査であるが，小学校高学年から部分的に施行でき，失語症の状況の把握ができる。聴理解，発話，復唱，音読，読解，書字の各項目を総合的に評価できる。

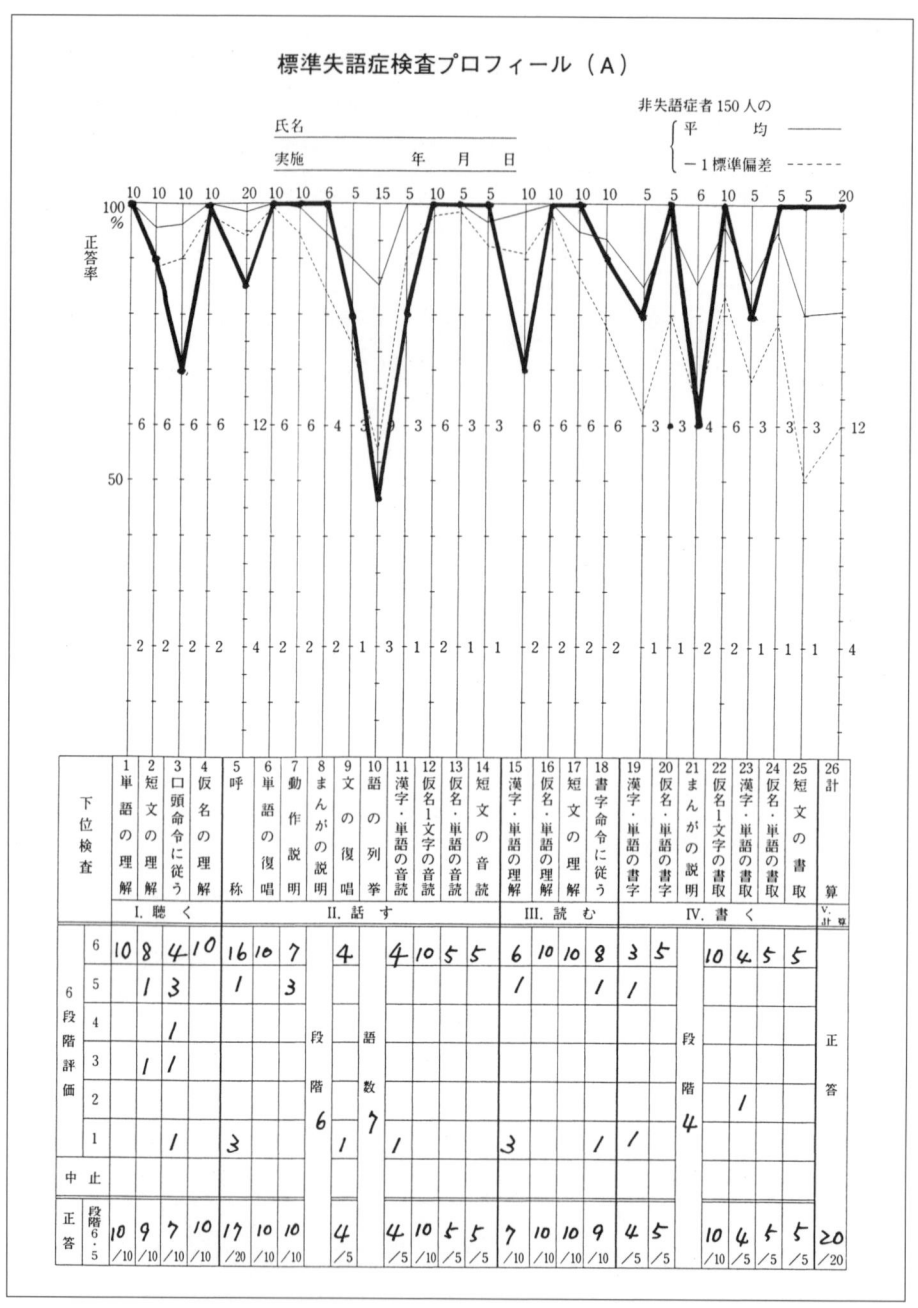

図12 標準失語症検査(SLTA)(日本高次脳機能障害学会 編著,新興医学出版社)

参考文献

・殿村 暁,他:子どもの心理評価—生活支援に活かすために—. 総合リハ. 34: 257-264, 2006

第4章 ことばが遅れる原因とその対応

1．ことばが遅れる原因

ことばを用いて他の人とコミュニケーションをとることは、ヒトとしての重要な行動の1つである。それを可能にするのは、特定のルールに基づいてことば（シンボル）とことばを組み合わせるシステムであり、これを「言語（language）」という。

言語は、表出、理解ともに次の4つの過程を経由する。

☆生理学的・物理学的な過程：運動器官，感覚器官，神経，ニューロンネットワーク，音声，文字，外言語形成
☆言語学的な過程：大脳レベル，内言語形成（音韻，形態素，統語，意味，使用）
☆社会的な過程：相手，状況・文脈，環境の影響
☆心理学的な過程：大脳レベル，思考，感情，イメージなど

これらのどこかの過程に問題がある場合に「言語障害」が生じるが、言語障害の原因を、上に示した言語過程に基づいて分類すると**表13**のようになる。

表13　言語障害の原因

生理学的・物理学的な原因	聴覚障害，器質性構音障害（口蓋裂など），運動障害性構音障害（脳性麻痺など），機能性構音障害
言語学的な原因	発達障害に伴う言語障害（自閉症，知的障害，学習障害），特異的言語発達障害，失語，失認
社会学的な原因	言語環境の不良（2ヵ国語環境など），養育上の問題（愛情遮断など）
心理学的な原因	吃音，緘黙，心因性

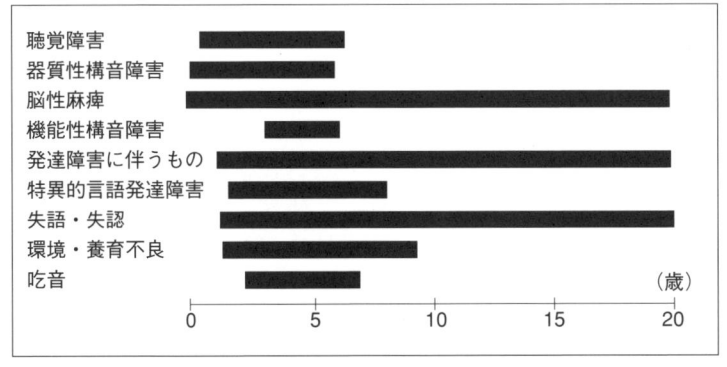

図13　子どもの言語障害の代表的なもの

代表的な子どもの言語障害の種類と好発年齢を**図13**に示す。

2．ことばの遅れの診断と治療

原因別に，ことばの遅れの診断と治療について述べてみよう。

a）聴覚障害

聴覚障害の診断にあたっては，低出生体重，難聴の家族歴，胎内感染（風疹，サイトメガロウイルス，梅毒など），頭頸部奇形などのハイリスク要因の有無に注意をはらう必要がある（**表14**）。新生児聴覚スクリーニングは難聴の発見に有効である。聴覚障害の程度を**表15**に示す。軽度～中等度の難聴は発見が遅れることがあるので，音への反応が悪かったり，ことばの遅れがある子どもでは聴力検査が大切である。

表14　聴覚障害のハイリスク要因

1. 低出生体重児（1500 g以下）
2. 新生児重症黄疸
3. 難聴の家族歴
4. 血族結婚
5. 出生時仮死
6. 新生児期重症呼吸障害
7. 胎生期の感染症罹患
8. 脳神経障害の症状
9. 頭頸部の奇形
10. 聴力障害の副作用がある薬物の使用

表15　聴覚障害の程度

難聴の重症度	聴力	聞こえの様子
軽度難聴	30 dB～	小さな声が聞き取りにくい 騒音下で聞き誤る
中等度難聴	50 dB～	近くの大きな声は聞き取れる 多人数の会話は聞き取りにくい 電話を正確に聞き取れない
高度難聴	70 dB～	耳元の大きな声は聞こえることがある 衝撃音が聞こえることがある 自分の声を聞き取れる
重度難聴	100 dB～	耳元の大きな声が聞こえない 自分の声を聞き取れない 近くの強大音が聞こえることがある

・重症度だけでなく言語として用いる500～2000 Hzの音域が保たれているかどうかが大切
・聴力損失の時期が言語獲得の前か後かが，コミュニケーションに大きく関与する

表16 聴覚障害：年齢別の主訴と聴力検査の種類

年齢	主訴	聴力検査の種類
0〜6カ月	新生児聴覚スクリーニング要再検 難聴の家族歴 難聴の疑い 難聴のハイリスク	ABR, BOA, COR, 発達検査, ティンパノメトリ
6カ月〜3歳	音への反応が悪い ことばの遅れ	ABR, BOA, COR, 発達検査, ティンパノメトリ
3〜6歳	発音がおかしい 聞き返しが多い ことばの遅れ	COR, 遊戯聴力検査, 語音聴力検査, ティンパノメトリ
6歳以降	学校健診で要再検 発音がおかしい 聞こえが悪い	標準純音聴力検査, 語音聴力検査, ティンパノメトリ

ABR：聴性脳幹反応，BOA：聴性行動反応聴力検査，COR：条件詮索反応聴力検査

表17 聴覚障害の子どもへの支援

言語発達の段階	支援内容
前言語期	補聴器を適合させる ことばへの関心を高める 発声や音声模倣を促す
単語を使用する時期	補聴器を適合させる 幼児語と成人語の聴取を進める
2〜3語文を使用する時期	補聴器装用の自立を促す 初歩的な会話を成立させる
日常会話が一応可能な時期	補聴器装用を自立させる 助詞，接続詞の理解を進める 質疑応答を進展させる 構音訓練を行う
コミュニケーションが充分可能な時期	補聴器管理と装用を自立させる 構文理解を進展させる 構音訓練を行う

　聴覚障害における年齢別の主訴と行える聴力検査を**表16**に示す。聴覚障害の子どもへの対応は，言語発達の段階に合わせて考える（**表17**）。

b）構音障害
1）原因と分類
　構音障害とは，話しことばの，音の性質に異常がある状態のことで，
　　☆器質性構音障害
　　☆運動障害性構音障害
　　☆機能性構音障害，　　に分けられる。
　器質性構音障害は，口唇口蓋裂，先天性鼻咽腔閉鎖不全，口腔内腫瘍などに

よるものである。

運動障害性構音障害は，中枢から末梢に至る神経・筋の病変により構音障害を示すもので，脳性麻痺などによるものである。

機能性構音障害は，構音障害の原因となるような明らかな異常や障害がないにもかかわらず，構音障害がみられるものをいう。

2）評価

構音検査は，子どもでは「構音検査法＜試案1＞」が用いられる。さらにプロソディ（発話速度，リズム，アクセント，イントネーション）検査，発話明瞭度検査などが行われる。

3）治療

器質性構音障害においては，原因疾患の治療と並行して言語療法が行われる。構音障害に対しては，評価→訓練音の選択→単音産生→単音節産生→連続音節→有意味語→文章レベル→会話レベルの順に訓練が進められる。

4）脳性麻痺にみられる構音障害

運動障害性構音障害の代表である脳性麻痺にみられる言語障害は，脳原性運動障害による姿勢・筋緊張コントロールの不良が原因である。さらに口腔運動，上肢機能，眼球運動の不良による発声発語障害，コミュニケーション障害も大きく関係している。脳性麻痺の言語障害は，痙直型とアテトーゼ型で異なっている。痙直型では全身の姿勢緊張が高く，胸郭の可動性が低く，有効な呼気量が少ないため努力性の発声となり，また発声発語器官の緊張が強いために自由な構音ができないことに由来する。アテトーゼ型では筋緊張が低いために有効な呼気量が少ないことと，筋緊張の変動をコントロールできないために発声がうまくできないことに由来する。脳性麻痺における言語療法では，運動障害以外の能力（知的能力やコミュニケーション能力）の評価も充分に行い，機能に応じたプログラムの設定が大切である。前言語期には遊びを通して訓練を行い，次いでシンボルやサインを導入し，さらには拡大・代替コミュニケーションの導入も積極的に行っていく（図14）。

c）広汎性発達障害

広汎性発達障害とは，自閉的な特徴を有し，社会性，コミュニケーション，

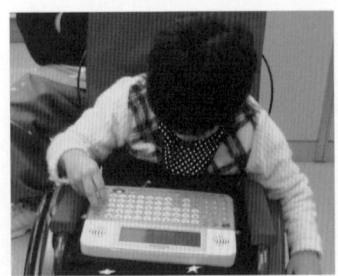

図14　脳性麻痺の子どもではコミュニケーションエイドの導入を積極的に行う

認知面などの領域に生まれつきの障害を認める疾患の総称である。アメリカ精神医学会の「精神疾患と統計のためのマニュアル第4版（Diagnostic Statistical Manual of Mental Disorders 4th edition Text Revised：DSM-Ⅳ-TR），2000」では「相互的な社会的関係能力，コミュニケーション能力など，いくつかの領域の発達の重篤で広汎性な障害，または常同的な行動，興味および活動の存在で特徴づけられる」と定義されている。DSM-Ⅳ-TRの分類では，広汎性発達障害は次の5つに分けられている。

☆自閉性障害
☆レット障害
☆小児期崩壊性障害
☆アスペルガー障害
☆特定不能の広汎性発達障害，　　　である。

広汎性発達障害の中核をなすのは自閉性障害である。今回はそのなかで，日常接することが多い自閉性障害とアスペルガー障害について述べる。本書では一般に用いられることの多い用語を用い，自閉性障害を自閉症と，アスペルガー障害をアスペルガー症候群と記載する。

1）自閉症
（1）自閉症の診断基準（表18）

☆対人的相互反応における質的な障害（社会性の障害）
☆意志伝達の質的な障害（コミュニケーションの障害）
☆行動・興味および活動の限定され，反復的で常同的な様式（想像性・思考の柔軟性の障害），　　　が自閉症の診断の3項目である。

表18　自閉症の診断基準（DSM-Ⅳ-TR）

A．（1），（2），（3）から合計6つ（またはそれ以上），うち少なくとも（1）から2つ，（2）と（3）から1つずつの項目を含む。
（1）対人的相互反応における質的な障害で以下の少なくとも2つによって明らかになる：
　（a）目と目で見つめ合う，顔の表情，体の姿勢，身振りなど，対人的相互反応を調節する多彩な非言語性行動の使用の著明な障害。
　（b）発達の水準に相応した仲間関係をつくることの失敗。
　（c）楽しみ，興味，成し遂げたものを他人と分かち合うこと（例：興味のあるものを見せる，もって来る，指さす）を自発的に求めることの欠如。
　（d）対人的または情緒的相互性の欠如。
（2）以下のうち少なくとも1つによって示されるコミュニケーションの質的な障害：
　（a）話し言葉の発達の遅れまたは完全な欠如（身振りや物まねのような代わりのコミュニケーションの仕方により補おうという努力を伴わない）。
　（b）十分会話のある者では，他人と会話を開始し継続する能力の著明な障害。
　（c）常同的で反復的な言語の使用または独特な言語。
　（d）発達水準に相応した，変化に富んだ自発的なごっこ遊びや社会性を持った物まね遊びの欠如。
（3）行動，興味および活動の限定され，反復的で常同的な様式で，以下の少なくとも1つによって明らかになる：
　（a）強度または対象において異常なほど，常同的で限定された型の，1つまたはいくつかの興味だけに熱中すること。
　（b）特定の，機能的でない習慣や儀式にかたくなにこだわるのが明らかである。
　（c）常同的で反復的な衒奇的運動（例えば，手や指をばたばたさせたりねじ曲げる，または複雑な全身の動き）。
　（d）物体の一部に持続的に熱中する。
B．3歳以前に始まる，以下の領域の少なくとも1つにおける機能の遅れまたは異常：（1）対人的相互作用，（2）対人的コミュニケーションに用いられる言語，または（3）象徴的または想像的遊び。
C．この障害はレット障害または小児期崩壊性障害ではうまく説明されない。

（高橋三郎・大野　裕・染矢俊幸（訳）：DSM-Ⅳ-TR 精神疾患の分類と診断の手引．新訂版第8刷．医学書院，東京，2008）

(2) 自閉症の症状

自閉症の子どもは，1歳半健診でことばの遅れを指摘されたり，母親からことばの遅れについて相談されることによって，地域でのフォローが開始されることが多い。年齢別の特徴を**表19**に示す。幼児期は，自閉症の症状が最も目立つ時期である。自閉症で最も困るものの1つに「パニック」と呼ばれる問題行動があり，思春期に激しくなることが多い。パニックを軽減するために幼児期から対策を立てることが大切である。

自閉症に知的障害を合併する率は高く，報告による差はあるが，70〜80％といわれている。自閉症の子どもの約20％は成人するまでに（特に思春期に）てんかん発作がみられるといわれている。

(3) 自閉症の評価法
①小児自閉症評価尺度（CARS）（図15）

小児自閉症評価尺度（Childhood Autism Rating Scale：CARS）は，自閉症と自閉症以外の発達障害の子どもを鑑別するために開発されたもので，15項目からなる行動を通して評価する。さらに軽・中度自閉症と重度自閉症を分類する。

表19 自閉症の年齢別特徴

幼児期	自閉性障害の症状は2歳頃から目立ってくる 親から平気で離れる，呼名に応じない，クレーン現象，言葉の遅れ，自己刺激行動へ没頭，身辺未自立 早期療育で症状は改善する 母親との関係が出現，オウム返し，フレーズの反復 3〜4歳頃より，こだわり，パニックが目立ってくる
学童期	10歳過ぎには，母親に接近してくる，過敏性や多動性が減ってくる 社会的交流は依然として苦手 興味の対象に没頭，こだわり 肥満傾向が出現 独特のコミュニケーション障害：内面の不理解・ファンタジー 小学校高学年は最も伸びる時期
思春期	問題は何と言ってもパニック てんかん発作の出現やうつ病性の気分変調もある

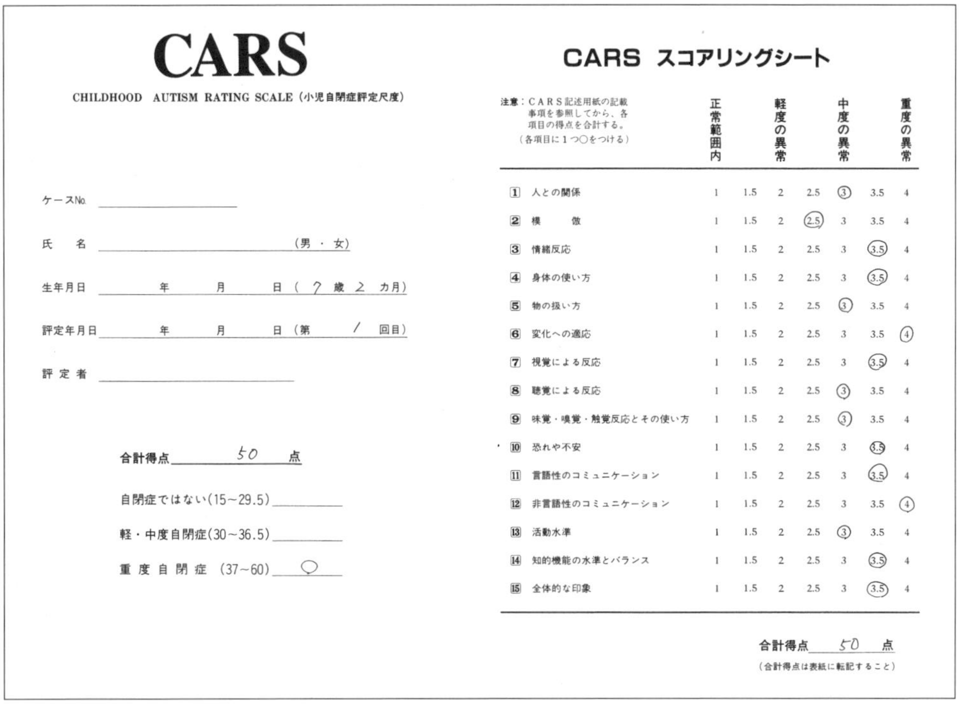

CARS

CHILDHOOD AUTISM RATING SCALE（小児自閉症評定尺度）

ケースNo. ____

氏　名 ____（男・女）

生年月日 ____年　月　日（7歳2カ月）

評定年月日 ____年　月　日（第1回目）

評定者 ____

合計得点 50 点

自閉症ではない(15～29.5) ____

軽・中度自閉症(30～36.5) ____

重度自閉症 (37～60) ○

CARS スコアリングシート

注意：CARS記述用紙の記載事項を参照してから、各項目の得点を合計する。（各項目に1つ○をつける）

	正常範囲内		軽度の異常		中度の異常		重度の異常
1 人との関係	1	1.5	2	2.5	(3)	3.5	4
2 模　倣	1	1.5	2	(2.5)	3	3.5	4
3 情緒反応	1	1.5	2	2.5	3	(3.5)	4
4 身体の使い方	1	1.5	2	2.5	3	(3.5)	4
5 物の扱い方	1	1.5	2	2.5	(3)	3.5	4
6 変化への適応	1	1.5	2	2.5	3	3.5	(4)
7 視覚による反応	1	1.5	2	2.5	3	(3.5)	4
8 聴覚による反応	1	1.5	2	2.5	(3)	3.5	4
9 味覚・嗅覚・触覚反応とその使い方	1	1.5	2	2.5	(3)	3.5	4
10 恐れや不安	1	1.5	2	2.5	3	(3.5)	4
11 言語性のコミュニケーション	1	1.5	2	2.5	3	(3.5)	4
12 非言語性のコミュニケーション	1	1.5	2	2.5	3	3.5	(4)
13 活動水準	1	1.5	2	2.5	(3)	3.5	4
14 知的機能の水準とバランス	1	1.5	2	2.5	3	(3.5)	4
15 全体的な印象	1	1.5	2	2.5	3	(3.5)	4

合計得点 50 点

（合計得点は表紙に転記すること）

図 15　小児自閉症評価尺度（CARS）

（佐々木正美 監訳：CARS 小児自閉症評価尺度．岩崎学術出版社，東京，2008）

②自閉性障害の認知発達水準（太田の Stage 分類）（表 20）

自閉症の子どもの認知機能を，発達段階の低い方から 4 段階に分類したものが太田の Stage 分類である。Stage Ⅰはさらに 3 段階に，StageⅢはさらに 2 段階に分けられている。StageⅠは，言語などの表象機能（シンボル機能）のない段階，StageⅡはシンボル機能が芽生えてきた段階，StageⅢはシンボル機能が発達した段階，StageⅣは基本的な関係の概念が形成された段階である。

表 20　自閉性障害の認知発達水準：太田の Stage 分類

StageⅠ	シンボル機能が認められない時期 Ⅰ-1：手段と目的の分化ができていない段階 人への基本的要求手段がほとんどない Ⅰ-2：手段と目的の分化の芽生えの段階 人への要求手段が単一手段しかない （例えばクレーン現象のみ） Ⅰ-3：手段と目的の分化がはっきり認められる段階 人への要求手段が複数ある
StageⅡ	シンボル機能の芽生えの段階
StageⅢ	Ⅲ-1：シンボル機能がはっきり認められる段階 Ⅲ-2：概念形成の芽生えの段階
StageⅣ	基本的な関係の概念が形成された段階

（太田昌孝，他：自閉症治療の到達点．日本文化科学社，1992）

(4) 自閉症の治療
①行動療法
　行動療法は，望ましくない行動の減少や，望ましい行動の増大を目的としており，子どもの療育に用いられる場合には，行動変容または行動修正と呼ばれることもある。レスポンデント技法（条件付け強化技法，脱感作技法など），オペラント技法（オペラント強化技法，差異強化技法，オペラント消去技法，条件性制止技法）などがある。

　行動療法の基本は「誉めること」である。望ましくない行動をしたときには，安全を確保したうえで，「止めるより，構わない」という方法で対応していく。しかし誉めてばかりいても効果がないので，適切なときに誉める工夫が大切である。

②TEACCH プログラム
　1960年代に米国のショプラーらが開発した自閉症の子どもに対する治療プログラムで，Treatment and Education of Autistic and related Communication handicapped CHildren の頭文字をとって TEACCH プログラムと呼ぶ。支援者が自閉症について充分に学んだ上で，子どもの気持ちや動作の特徴などに合わせて，周囲の接し方を統一し，生活場面を具体的に整え（構造化という），自立生活へと導いていく方法である。TEACCH には，きちんと伝えなければならない6つの情報がある。また個別活動と余暇活動を重要視してプログラムを進めていく。

●TEACCH で伝えなければならない情報は次の6つである。
　　☆どこで　　　（物理的構造化，スケジュール）
　　☆いつ　　　　（スケジュール）
　　☆なにを　　　（ワークシステム・視覚的構造化）
　　☆どのくらい　（ワークシステム・視覚的構造化）
　　☆どのように　（ワークシステム・視覚的構造化）
　　☆終わったら次に何をするのか（ワークシステム）

・「物理的構造化」とは，場所と活動の意味を一致させる方法である。洗面，食事，勉強などをする場所を見ただけでわかるようにする。ついたてでさえぎる必要があるか，スタッフがどこに座るかなど，子どもに合わせた工夫をする。

・「スケジュール」とは，いつ，どこへ行けばよいのかを示す方法である。何を用いて（実物，写真，絵カード，文字），どの程度示すのか（次のことだけ，1日のこと，1週間のこと，1つだけ，いくつか）などに配慮しながら組み立てていく。

・「ワークシステム」とは，何をするのかを示し，決まった手順や習慣を身につけさせる方法である。きちんと伝えなければならない4つの情報として，どれだけの量の課題をするのか，何をするのか，いつ終わるのか，終わったら次は何をするのかがある。時間の流れは，上から下，または左から右で示し，「終わり」をしっかりと示すなど，子どもに合わせた工夫をする。これによって見通しをもった行動が可能となる（図16）。

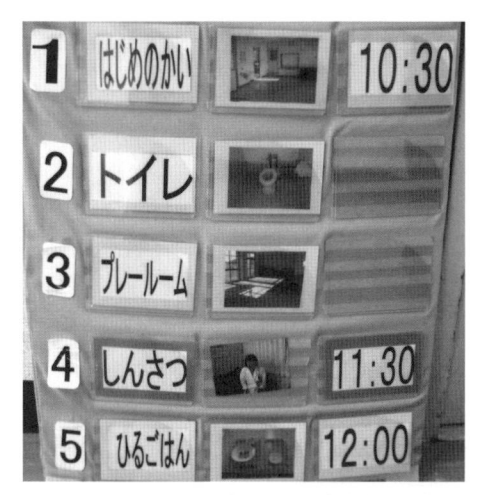

図16　1日のスケジュールを視覚的に示す

・「視覚的構造化」とは，見ただけでわかりやすくする方法である．絵で示すなど見てわかる指示を出し，重要な情報を強調し，きちんと配置させることにより注意を集中させる（**図17**）．
●家族へのプログラムには次のようなものがある
　☆兄弟へのケア：兄弟へのグループプログラムを通して，兄弟への認識を高める
　☆親同士の相互サポートプログラム：自閉症の子どもの親同士が共通する問題について話し合い，互いにサポートし合う
　☆レスパイトケア

（朝日福祉ガイドブックから引用．「自閉症のひとたちへの援助システム．TEACCHを日本で生かすには」朝日新聞文化事業団 2006.2 第9刷）

③**自閉症の認知発達治療**

　自閉症の子どもの認知機能を，発達段階から4段階に分類し（太田のStage分類），その発達段階に合った課題を行わせることにより，本人に不安を与えずに認知機能の発達を促進させる治療法である．認知機能の改善が得にくい場合でも，環境を整えることにより，本人および家族の生活の質の改善が得られると述べられている．

④**薬物療法**

　自閉症に伴う症状のなかで最も困るものの代表は問題行動である．問題行動に対する薬物療法は主として向精神薬を用いるが，薬物療法はあくまでも生活支援の補助である．向精神薬は副作用がみられやすく，また子どもでは保険適応がされていなかったり，安全性が認められていないものが多いので，使用にあたっては細心の注意が必要である．標的症状とそれに対して用いる薬物を**表21**に，向精神薬の種類を**表22**に示す．なかでもリスペリドンが多く用いられている．

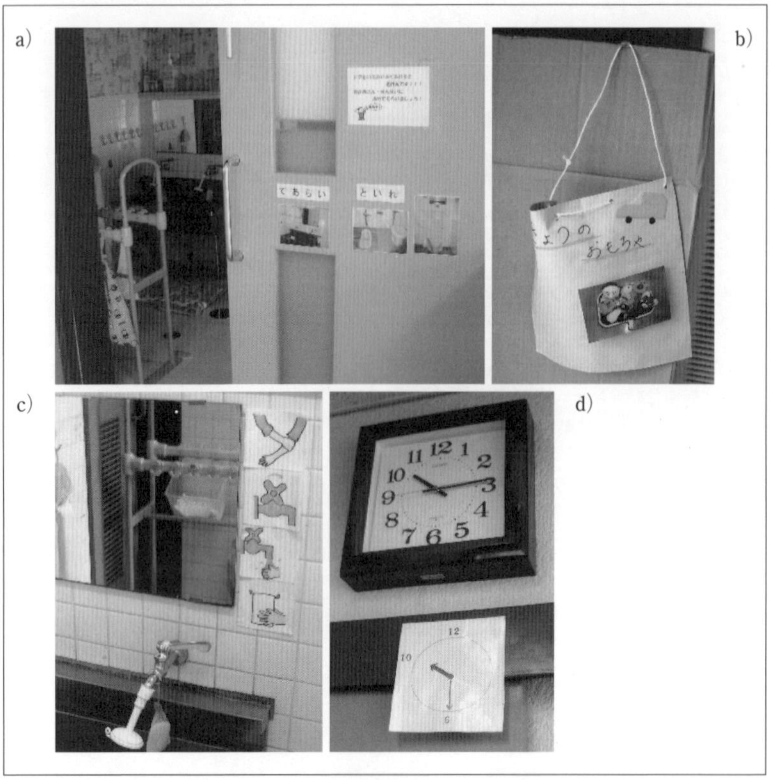

図 17
a, b, c) 場所, 教材, 動作の手順を視覚的に提示する。d) 終わりの時間を時計の下に提示して, 予告しておく。

表 21 向精神薬による薬物療法

標的症状	使用する薬物
興奮	抗精神病薬, 抗そう薬, 睡眠薬, 抗不安薬
気分変調	抗うつ薬, 抗そう薬, 睡眠薬
不安	抗不安薬, （抗精神病薬, 抗うつ薬, 抗そう薬）
不眠	睡眠薬, （抗精神病薬, 抗うつ薬, 抗そう薬）
緊張	抗不安薬, 抗精神病薬
多動	中枢神経刺激薬

表 22 向精神薬の種類

中枢神経刺激薬	メチルフェニデート（コンサータ，リタリン）
抗精神病薬	ハロペリドール（セレネース・リントン） リスペリドン（リスパダール） ピモジド（オーラップ） クロルプロマジン（コントミン・ウインタミン） レボメプロマジン（ヒルナミン・レボトミン） チオリダジン（メレリル）
抗うつ薬	イミプラミン（トフラニール） フルボキサミン（デプロメール・ルボックス）
抗そう薬	炭酸リチウム（リーマス） カルバマゼピン（テグレトール）
抗不安薬	ジアゼパム（ホリゾン・セルシン） ブロマゼパム（レキソタン） エチゾラム（デパス）

2）高機能自閉症

　高機能自閉症とは，知的障害を伴わない自閉症のことである。高機能自閉症では，幼児期にことばの遅れがみられ，ことばが出た後でもコミュニケーションの障害が存在する。この点がアスペルガー症候群と異なる。

　しかし高機能自閉症もアスペルガー症候群も，相手の心を読み取る能力に障害があり（「心の理論」障害という），両者に本質的な差が存在しないという考え方もある。

3) アスペルガー症候群

対人的相互作用の質的な障害（社会性の障害），行動・興味および活動の限定，反復的で常同的な様式（想像性・思考の柔軟性の障害）がアスペルガー症候群の診断基準の2項目である。これは自閉症の診断基準3項目のなかから，意志伝達の質的な障害（コミュニケーションの障害）の項目を除いたものである。

アスペルガー症候群によく見られる行動を**表23**に示す。アスペルガー症候群では，ことばの遅れが目立たないので，障害に気がつかれるのは5～6歳以降がほとんどである。知的障害やてんかんを合併することは少ない。

表23　アスペルガー症候群の症状

家の中で机の下や部屋のすみで幸せそうに一人遊びをする
特定のコマーシャルを好んだり，ひどく怖がったりする
言葉が大人びていて，敬語をよく使う
自動車，昆虫などが好きで，図鑑を好む
周囲の状況に構わず，一方的に話しかけてくる
兄弟や友人がまちがったことをすると許せない
家族でテレビを見ていて，笑う場面がずれる
冗談や比喩が通じにくい

参考文献
・ショプラー，E（佐々木正美 監訳）：自閉症の療育者：TEACCH プログラムの教育研修．神奈川県児童医療福祉財団，1994
・ショプラー，E（佐々木正美 監訳）：CARS 小児自閉症評価尺度．岩崎学術出版社，1989
・太田昌孝，他：自閉症治療の到達点．日本文化科学社，1992
・高橋三郎，他（訳）：DSM-Ⅳ-TR，精神疾患の分類と診断の手引き．第4版．医学書院，2008

d）知的障害
1）診断基準

知的障害とは，全体的な知的能力が明らかに平均以下で，適応能力の欠陥や障害を伴い，18歳未満に発症するものをいう。**表24**にアメリカ精神医学会の「精神疾患と統計のためのマニュアル第4版（Diagnostic Statistical Manual of Mental Disorders 4th edition：DSM-Ⅳ-TR），2008」に記載されている知的障害（精神遅滞）の診断基準と重症度を示す。

「知的障害」という用語は一般的に広く用いられているが，医学用語としては「精神遅滞」が用いられる。本書では「精神遅滞」の語が記載されているものの引用を除き，「知的障害」の用語を用いた。

表 24　知的障害の診断基準と重症度（DSM-Ⅳ-TR）

■精神遅滞（Mental Retardation）
- A．明らかに平均以下の知的機能：個別施行による知能検査で，およそ 70 またはそれ以下の IQ（幼児においては，明らかに平均以下の知的機能であるという臨床的判断による）。
- B．同時に現在の適応機能（すなわち，その文化圏でその年齢に対して期待される基準に適合する有能さ）の欠陥または不全が，以下のうち 2 つ以上の領域で存在：コミュニケーション，自己管理，家庭生活，社会的/対人的技能，地域社会資源の利用，自律性，発揮される学習能力，仕事，余暇，健康，安全
- C．発症は 18 歳未満である。

軽度精神遅滞　　IQ レベル 50-55 からおよそ 70
中等度精神遅滞　IQ レベル 35-40 から 50-55
重度精神遅滞　　IQ レベル 20-25 から 35-40
最重度精神遅滞　IQ レベル 20-25 以下

（高橋三郎・大野　裕・染矢俊幸（訳）：DSM-Ⅳ-TR 精神疾患の分類と診断の手引・新訂版第 8 刷. 医学書院, 東京, 2008）

2）知的障害の診断

知的障害の診断は，問診→診察→検査の順に進めていく（**表 25**）。

表 25　知的障害の診断

問診	家族歴	血族婚，家族における類似疾患
	既往歴	妊娠・出産の経過，発達歴，罹患疾患，予防接種，外傷・てんかん発作の既往，家庭環境
	現病歴	発症時期，初発症状，てんかん発作などの状態，経過
診察	一般的診察	顔貌，身体の形態異常，皮膚の異常，視力，聴力
	神経機能	姿勢，自発運動，眼位，眼振，筋緊張，筋力
	精神機能	意識レベル，理解力，集中力
検査		血液・尿一般検査，血中・尿中アミノ酸，尿有機酸，血清・髄液のウイルス抗体価，染色体，頭部単純 X 線，脳波，脳 CT スキャン，脳 MRI・MRA，筋電図，末梢神経伝導速度，聴性脳幹反応，遺伝子

（1）問診

問診は重要である。家族歴から近親婚や類似疾患の存在が得られた場合には，原疾患や知的障害を推測する助けになる。現病歴では，発症時期，初発症状，合併症状，経過を聞き取る。

（2）診察

顔貌・形態・皮膚・視力・聴力の異常などをチェックする。外表奇形からは染色体異常などの原疾患を予測することが可能である。

(3) 検査
病歴と症状から，ある程度ポイントを絞って血液や脳画像などの検査をする。

3）知的障害の治療
(1) 知的障害に対する治療（表 26）
先天代謝異常症などの一部の疾患に対しては，原疾患に対する治療法がある。フェニルケトン尿症などのアミノ酸代謝異常症や糖原病などで行われる食事療法，ウイルソン病におけるペニシラミン治療などの薬物療法，ゴーシェ病，ムコ多糖症などで行われる酵素補充療法などである。

知的障害では，ことばを含むすべての面で遅れがみられるので，子どもの発達全体をのばすことが必要である。発達がのびるとともにことばものびていく。

子どもが，寝た姿勢から座位の姿勢をとるようになるということは，子どもの視野が平面的なものから立体的なものに進むという点で，脳の発達に重要な意味をもっている。さらに移動能力をもつ（特に歩行の獲得）ということは，興味のある物・場所に移動してそれが何であるかを自分で確かめることができるということであり，ヒトとしての発達を得るために欠かせないことである。従って，身体障害によるものではない運動障害（運動の遅れ）に対して乳幼児期に発達を促進させることは有意義である。

幼児期には，生活のなかでの語りかけや絵本読みなどを通してことばの発達を促していくが，必要に応じて言語訓練を行う。言語訓練は「コミュニケーションをとろうとする態度→ジェスチャーによるコミュニケーション→指さしによるコミュニケーション→ことばによるコミュニケーション」の順にコミュニケーション能力を向上させていく。

幼児期には，まず生活リズムの確立と日常生活動作の自立を目標とする。次に小学校の授業への準備を行う。すなわち幼稚園や療育施設での日課の流れを理解し，椅子に座って集中して課題に取り組むことを身につけさせる。たとえ

表 26　知的障害の治療

知的障害そのものに対する治療	原疾患に対する治療 理学療法 作業療法 言語聴覚療法 心理療法 教育プログラム 生活プログラム
随伴症状に対する治療	問題行動
合併症に対する治療	てんかん
保護者に対する支援	障害の告知 具体的な支援法 保護者に問題がある場合
地域支援	ネットワーク

ば，靴を脱いで部屋に入り，机に座って課題に取り組むことなどである。

　就学後の教育目標は，将来自立させることである。自立できない場合でも，より自立に近い形で生活できるようにすることである。個別プログラムは，個別のテーマを設定し，そのテーマに沿った生活に主体的に取り組めるような活動計画にして，環境を整える。授業のなかでは，声をかけることや手助けを必要最小限にし，さりげない支援を続けていく（**表26，図18，19**）。

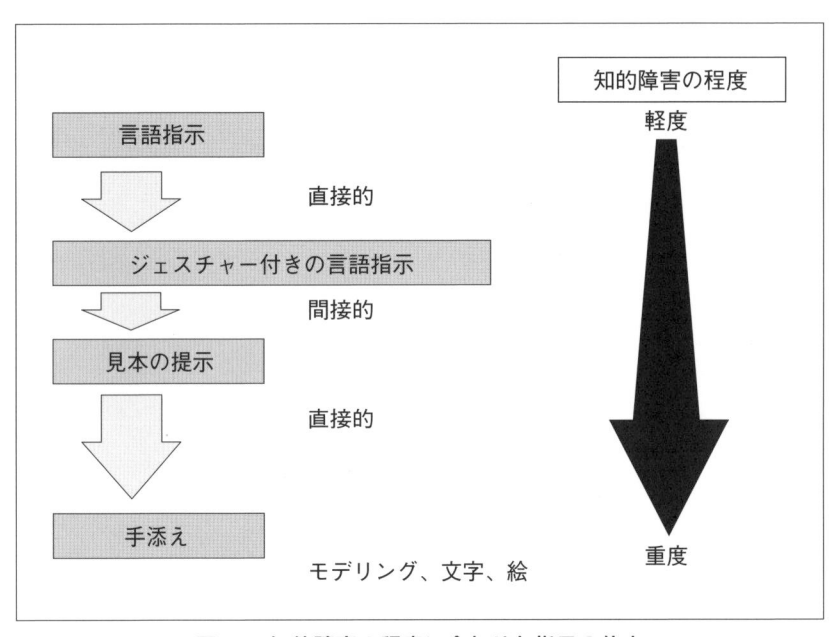

図18　知的障害の程度に合わせた指示の仕方

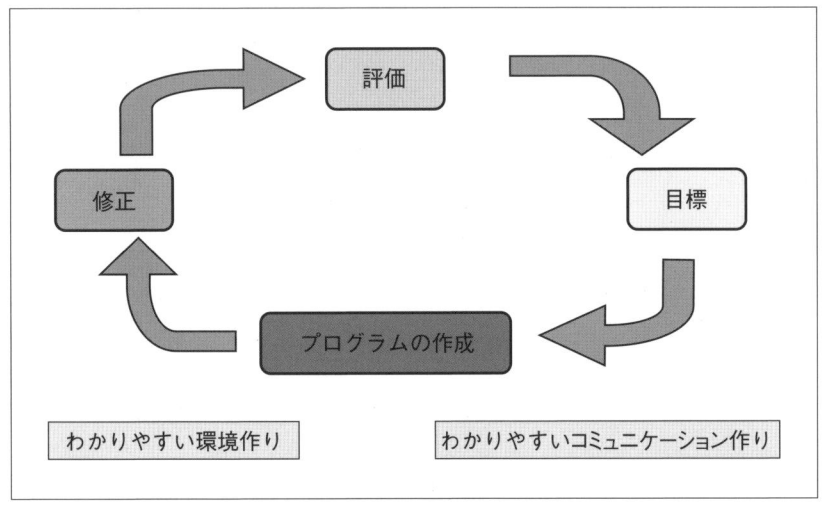

図19　わかりやすい援助のくみたて方

(2) 随伴症状や合併症に対する治療

　知的障害では問題行動やてんかんを伴うことが少なくないので，症状に合わせて薬物療法や療育を行うことが必要である。（自閉症，行動障害参照，p.28〜34）

参考文献
・有馬正高監修：発達障害の臨床．日本文化科学社，2000
・高橋三郎，他（訳）：DSM-Ⅳ-TR，精神疾患の分類と診断の手引き．第1版．医学書院，2001

コラム（1）：てんかん

てんかんとは「種々の原因（遺伝，外因）によって起きる慢性の脳の病気であり，自発性かつ反復性の発作（てんかん発作）を主徴とし，脳波検査で発作性放電を示し，焦点部位の機能異常により多彩な発作症状を示す疾患ないし症候群である」と定義づけられている（世界保健機構：WHO による）。

1）てんかんの原因

てんかんの原因は，先進国と発展途上国で異なっているが，先進国におけるデータを図20に示す。全体では脳血管性の原因が最も多いが，子どもでは先天性疾患に伴うものが多い。

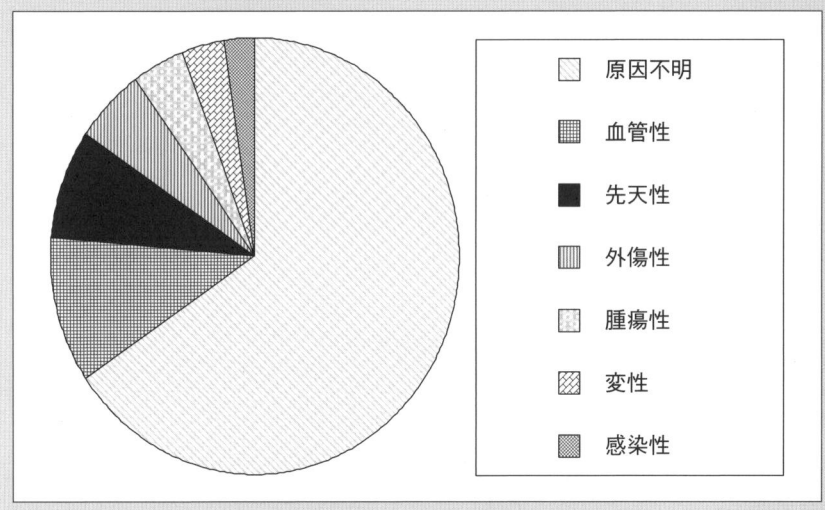

図20 てんかんの原因

2）てんかんの分類

てんかんの分類は，国際抗てんかん連盟による「てんかん発作の国際分類（1981）」と，「てんかん症候群の国際分類（1989）」が多く用いられている。

（1）てんかん発作の国際分類（1981）（表27）

てんかん発作を，脳波所見と発作症状から，
　Ⅰ．部分発作
　Ⅱ．全般発作
　Ⅲ．未分類てんかん発作
に分類している。

（2）てんかん症候群の国際分類（1989）

発作症状，脳波上のてんかん原性焦点，病因，発生年齢などを加味した分類

第4章　ことばが遅れる原因とその対応

表27　てんかん発作の国際分類（1981年）

Ⅰ．部分（焦点，局所）発作
　A．単純部分発作（意識障害はともなわない）
　　1．運動徴候をともなう発作
　　2．体性感覚ないし特殊感覚症状をともなう発作
　　3．自律神経症状ないし徴候をともなう発作
　　4．精神症状をともなう発作
　B．複雑部分発作（意識障害をともなう）
　　1．単純部分発作で始まり意識障害に移行する発作
　　2．開始時から意識障害をともなう発作
　C．二次性全般化に移行する発作
　　1．単純部分発作から二次性全般化に移行する発作
　　2．複雑部分発作から二次性全般化に移行する発作
　　3．単純部分発作から複雑部分発作を経て二次性全般化に移行する発作
Ⅱ．全般発作（けいれん性あるいは非けいれん性）
　A．欠神発作
　　1．定型欠神発作
　　2．非定型欠神発作
　B．ミオクロニー発作（単発性ないし多発性）
　C．間代発作
　D．強直発作
　E．強直間代発作
　F．脱力発作
Ⅲ．未分類てんかん発作
　　不充分ないし不完全な資料のため，およびこれまでに記載した範疇に分類できないすべての発作を含む。例えば，律動性眼球運動，咀嚼様運動，および水泳様運動のような，いくつかの新生児の発作が含まれる。

である。
　Ⅰ．局所関連性てんかんおよび症候群
　Ⅱ．全般性てんかんおよび症候群
　Ⅲ．焦点性か全般性かが決定できないてんかんおよび症候群
　Ⅳ．特殊症候群
に分類している。

3）てんかんの診断

　てんかんの診断では，てんかんと同様の発作症状を示す他の疾患（脳腫瘍，脳血管障害など）を除外することが最初に行われる。てんかんの診断には問診と脳波検査が特に重要であり，さらにてんかん発作の国際分類（1981）やてんかん症候群の国際分類（1989）のどこに該当するか検討して治療に結びつけていく。

4）てんかんの治療

　最近は外科的治療も積極的に行われるようになってきており，ACTH療法・

表28 主な抗てんかん薬

薬物名	商品名	副作用
フェニトイン	アレビアチン，ヒダントール	眼振，複視，運動失調，眠気，多毛，歯肉肥厚，肝障害，造血器障害
カルバマゼピン	テグレトール	発疹，アレルギー，眠気
バルプロ酸	デパケン，セレニカRなど	肝障害，高アンモニア血症，眠気，胃腸障害，体重増加，ライ症候群
ゾニサミド	エクセグラン	胃腸障害，体重減少，運動失調，眠気
フェノバルビタール	フェノバール	鎮静，認知障害，多動，精神的遅延
プリミドン	マイソリン	鎮静，認知障害，多動，精神的遅延
エトサクシミド	ザロンチン，エメサイド	食欲不振，運動失調，造血器障害
クロナゼパム	ランドセン，リボトリール	眠気，脱力，胃腸障害，肝障害
クロバザム	マイスタン	失調，眠気，めまい，複視
ガバペンチン	ガバペン	ほとんどない
トピラマート	トピナ	頭痛，集中困難，眠気，食欲不振
ラモトリギン	ラミクタール	めまい，複視，失調，傾眠

ケトン食療法なども行われるが，その中心は薬物療法である．主な抗てんかん薬と副作用を**表28**に示す．

参考文献
- Commission on classification and terminology of the International League Against Epilepsy：Proposal for revised clinical and electroencephalographic classification of epileptic seizures. Epilepsia. 22：489-501, 1981
- Commission on classification and terminology of the International League Against Epilepsy：Proposal for revised clinical and electroencephalographic classification of epilepsies and epileptic syndromes. Epilepsia. 30：389-399, 1989

e）学習障害

学習障害（Learning Disabilities または Learning Disorders：LD）とは以下の3つの特徴をもつものをいう．

☆知的発達は正常であるにもかかわらず
☆努力しても，読むこと，書くこと，計算することなど，ある特定の能力を身につけることが困難，または不可能
☆中枢神経系に原因があると推測される

1）診断基準

アメリカ精神医学会の「精神疾患の分類と診断の手引（Diagnostic Statistical

Manual of Mental Disorders 4th edition Text Revised：DSM-Ⅳ-TR），2003」によるLDの診断基準を**表29**に示す。

　LDは大きく，読字障害，算数障害，書字表出障害に分類される。中心となるのは読字障害であるが，ほとんどの場合，書字表出障害も合併するので「読み書き障害」と考えてよい。

2）原因と頻度

　現在のところLDの原因はわかっていない。発症頻度は，一文字が一音に対

表29　学習障害の診断基準（DSM-Ⅳ-TR）

読字障害　Reading Disorder
　A．読みの正確さと理解力についての個別施行による標準化検査で測定された読みの到達度が，その人の生活年齢，測定された知能，年齢相応の教育の程度に応じて期待されるものより十分に低い。
　B．基準Aの障害が読字能力を必要とする学業成績や日常の活動を著明に妨害している。
　C．感覚器の欠陥が存在する場合，読みの困難は通常それに伴うものより過剰である。

算数障害　Mathematics Disorder
　A．個別施行による標準化検査で測定された算数の能力が，その人の生活年齢，測定された知能，年齢に相応の教育の程度に応じて期待されるものよりも十分に低い。
　B．基準Aの障害が算数能力を必要とする学業成績や日常の活動を著明に妨害している。
　C．感覚器の欠陥が存在する場合，算数能力の困難は通常それに伴うものより過剰である。

書字表出障害　Disorder of Written Expression
　A．個別施行による標準化検査（あるいは書字能力の機能的評価）で測定された書字能力が，その人の生活年齢，測定された知能，年齢相応の教育の程度に応じて期待されるものより十分に低い。
　B．基準Aの障害が文章を書くことを必要とする学業成績や日常の活動（例：文法的に正しい文や構成された短い記事を書くこと）を著明に妨害している。
　C．感覚器の欠陥が存在する場合，書字能力の困難が通常それに伴うものより過剰である。

特定不能の学習障害
Learning Disorder Not Otherwise Specified
　このカテゴリーは，どの特定の学習障害の基準も満たさない学習の障害のためのものである。このカテゴリーは，3つの領域（読字，算数，書字表出）のすべてにおける問題があって，個々の技能を測定する検査での成績は，その人の生活年齢，測定された知能，年齢相応の教育の程度に応じて期待されるものより十分に低いわけではないが，一緒になって，学業成績を著明に妨害しているものを含めてもよい。

（高橋三郎・大野　裕・染矢俊幸（訳）：DSM-Ⅳ-TR精神疾患の分類と診断の手引．新訂版第8刷．医学書院，東京，2008）

応しない言語である英語圏では5〜10%と多く，一文字が一音に対応する言語圏（ドイツ語，イタリア語圏など）ではやや少ない。漢字や仮名文字を使う日本では発症頻度が1〜2%と低い。

3）症状

LDは学習をはじめる段階になってからわかることが多く，典型的なLDは幼児期には症状をとらえることができない。今まで問題がないと思われていた子どもにおいて「仮名の読み書きができない」とか，「数の計算ができない」などに気がつかれる。軽度知的障害や注意欠陥/多動性障害などを合わせもつ子どもでは，幼児期にはそれらの症状が目立つ。

①読字障害：読んで理解する能力の障害

特定の字が読めず，単語の意味を取り違えたり，書き写しができない。文字が反転したり，正しい書き順で書けないなど視覚に関連した「視覚性読字障害」や，文字の音や集合を認識できない「聴覚性読字障害」もある。

平仮名の読みでは，一文字ずつは読めても単語になると読めないことが多い。文字の読み間違いも多く，形の似た文字（「ぬ」と「め」など），拗音（「チャ」，「シュ」など），促音（「バッタ」「きって」など）で読字障害が生じやすい。また単語は読めても，文章になると意味がとれない例もある。

漢字の読みでは，重箱読み（漢字二字の熟語の読みで，上の漢字を音読み，下の漢字を訓読みにする読み方）や，湯桶読み（漢字二字の熟語の読みで，上の漢字を訓読み，下の漢字を音読みにする読み方）のように通常の読み方と異なっている場合に，読字困難が生じやすい。

②算数障害：数の概念を理解する能力の障害

筆算，立式，暗算などの計算や，数の概念の理解が困難である場合をいう。算数障害のみの例は少なく，読字障害や書字表出障害を示す場合が多い。

③書字表出障害：書き写しや表現して書く能力の障害

文字や文章を書いて表現することに困難を示す。書字表出障害のみの例は少なく，失語や読字障害を伴うことが多い。

4）治療

①症状は症例によって異なるので，正確な診断を行って適切なプログラムを作成する。

②学校と家庭が連携して，共通の方向性をもって，学習と生活を進めていく必要がある。

③学習プログラムの基本は，直接的な学習指導である。プログラムを作成する際には，学習面のすべてを補うのではなく，「子どもが将来自分で生活していくために何が必要なのか」という原点に返って作成する。必要に応じてワープロや計算機などを利用する。

④環境の整備も重要である。子どもと接する人々の理解，学習環境の整備（座席の位置や宿題の量などに配慮する）が必要である。

⑤ある程度の理解力が育った段階で，本人に障害状況を説明し，将来のことを考える準備をさせる。

参考文献
・有馬正高 監修：発達障害の臨床．日本文化科学社，2000
・小枝達也 編著：ADHD, LD, HFPDD, 軽度 MR 児保健指導マニュアル．診断と治療社，2002
・高橋三郎，他訳：DSM-Ⅳ-TR，精神疾患の分類と診断の手引き．第 4 版．8 刷．医学書院，2008

コラム（2）：注意欠如・多動性障害 ADHD

注意欠如・多動性障害（Attention-Deficit・Hyperactivity Disorder：ADHD）は，気が散りやすい，多動，落ち着きがない，衝動的などの症状を示す脳の機能障害である。

遺伝的要因，環境要因，未熟児出生や感染による脳の機能障害などが考えられているが，特定されない複数の遺伝子の組合せによるという多因子遺伝の考え方が一般的である。神経伝達物質であるドーパミンの代謝異常が関係しているともいわれている。

1）診断

アメリカ精神医学会の「精神疾患の分類と診断の手引（Diagnostic Statistical Manual of Mental Disorders 4th edition：DSM-Ⅳ），2003」の診断基準を**表 30**に示す。

診察室だけでADHDの診断を行うことは難しく，身体所見，神経学的所見，病歴をもとに，幼稚園や学校場面の情報を加えた客観的な評価，脳波検査，放射線学的検査，心理検査などから総合的に診断されるべきである。

2）症状

ADHDは，不注意優勢型，多動性/衝動性優勢型，混合型に分けられる。混合型が60％以上と最も多く，次いで不注意優勢型が多い。

ADHDに伴いやすいものとしては，学習障害，反抗挑戦性障害・素行障害，不安障害，チック障害などがある。

乳児期には，ぐずることが多かったり，睡眠リズムが乱れていたりして，親は「育てにくい」と感じることが多い。幼児期になると，じっとしていない，聞き分けがない，けがをしやすいなどのADHDに典型的な訴えが多くなる。多動傾向は，狭い空間より，公園やデパートなどの広い空間で目立つ。保育園や幼稚園などの集団に入って気がつかれることも多い。学童期に入ると，落ち着きがない，忘れ物が多い，時間を守れないなどの症状が目立ってくる。

3）治療

（1）薬物療法（表31）

①中枢神経刺激薬

メチルフェニデート（商品名：コンサータ）が最も多く使われる。不注意や多動への効果が高く，効果は12時間持続する。吐気，食欲低下，不眠などの副作用がある。耐性があるため，学校が休みの日（土日や休暇中）は休薬が望ましい。

②選択的ノルアドレナリン神経終末取り込み阻害薬

アトモキセチン塩酸塩（商品名：ストラテラ）は，多動，不注意，攻撃性に効果を示す。中枢神経刺激薬と異なり，不眠，興奮，薬物依存，チックなどの

表30　注意欠如・多動性障害の診断基準（DSM-Ⅳ-TR）

A．(1) か (2) のどちらか：
(1) 以下の不注意の症状のうち6つ（またはそれ以上）が少なくとも6カ月以上持続したことがあり，その程度は不適応的で，発達の水準に相応しないもの：
不注意
(a) 学業，仕事，またはその他の活動において，しばしば綿密に注意することができない。または不注意な間違いをする。
(b) 課題または遊びの活動で注意を集中し続けることがしばしば困難である。
(c) 直接話しかけられた時にしばしば聞いていないように見える。
(d) しばしば指示に従わず，学業，用事，または職場での義務をやり遂げることができない（反抗的な行動または指示を理解できないためではなく）。
(e) 課題や活動を順序立てることがしばしば困難である。
(f) （学業や宿題のような）精神的努力の持続を要する課題に従事することをしばしば避ける，嫌う，またはいやいや行う。
(g) 課題や活動に必要なものをしばしばなくしてしまう。（例えばおもちゃ，学校の宿題，鉛筆，本，道具）
(h) しばしば外からの刺激によってすぐ気が散ってしまう。
(i) しばしば日々の活動で忘れっぽい。
(2) 以下の多動性―衝動性の症状のうち6つ（またはそれ以上）が少なくとも6カ月間持続したことがあり，その程度は不適応的で，発達水準に相応しない：
多動性
(a) しばしば手足をそわそわと動かし，またはいすの上でもじもじする。
(b) しばしば教室や，その他，座っていることを要求される状況で席を離れる。
(c) しばしば，不適切な状況で，余計に走り回ったり高い所へ上ったりする（青年または成人では落着かない感じの自覚のみに限られるかも知れない）。
(d) しばしば静かに遊んだり余暇活動につくことができない。
(e) しばしば"じっとしていない"またはまるで"エンジンで動かされるように"行動する。
(f) しばしばしゃべりすぎる。
衝動性
(g) しばしば質問が終わる前に出し抜けに答え始めてしまう。
(h) しばしば順番を待つことが困難である。
(i) しばしば人の話をさえぎったり，割り込んだりする（例えば，会話やゲームに干渉する）。
B．多動性―衝動性または不注意の症状のいくつかが7歳未満に存在し，障害を引き起こしている。
C．これらの症状による障害が2つ以上の状況において，（例えば，学校［または仕事］と家庭）存在する。
D．社会的，学業的または職業的機能において，臨床的に著しい障害が存在するという明確な証拠が存在しなければならない。
E．その症状は広汎性発達障害，統合失調症，またはその他の精神病性障害の経過中にのみ起こるものではなく，他の精神疾患（例えば，気分障害，不安障害，解離性障害，またはパーソナリティ障害）ではうまく説明されない。

（高橋三郎・大野　裕・染矢俊幸（訳）：DSM-Ⅳ-TR 精神疾患の分類と診断の手引．新訂版第8刷．医学書院，東京，2008）

副作用の発現は低い。

③抗うつ薬

　選択的セロトニン再取り込み阻害薬（Selective Serotonin Reuptake Inhibitor：

表31　薬物療法

標的症状	使用する薬物
不注意・多動	メチルフェニデート（コンサータ），アトモキセチン（ストラテラ）
強迫症状	フルボキサミン（デプロメール・ルボックス） ミルナシプラン（トレドミン） クロミプラミン（アナフラニール）
衝動性・気分変動	カルバマゼピン（テグレトール） バルプロ酸（デパケン，ハイセレニンなど） クロニジン（カタプレス）
衝動性	ピモジド（オーラップ） ハロペリドール（セレネース）

SSRI）であるフルボキサミン（商品名：デプロメール，ルボックス）やセロトニン・ノルアドレナリン再取り込み阻害薬（Serotonin Noradrenaline Reuptake Inhibitor：SNRI）であるミルナシプラン（商品名：トレドミン）は，うつ状態，不安感，強迫症状（過度のこだわり），イライラ感などに用いられる。同様な症状に，クロミプラミン（商品名：アナフラニール）も用いられる。

④抗てんかん薬

衝動性や気分変動が強かったり，脳波異常が認められる時には，カルバマゼピン（商品名：テグレトール）やバルプロ酸（商品名：デパケン，ハイセレニンなど）が気分安定薬として用いられる。

⑤抗精神病薬

衝動性に対して，ピモジド（商品名：オーラップ）が，多動，衝動性，攻撃性に対しては，ハロペリドール（商品名：セレネース）が用いられる。眠気，口渇などの副作用が出やすいので，少量投与から開始する。手の震え，流涎，そわそわ感などの副作用に対しては，抗パーキンソン薬で対応する。

⑥その他

降圧薬であるクロニジン（商品名：カタプレス）はチック症状に有効であり，衝動性や気分変動が強い場合にも用いられる。

(2) 行動療法

①子どもへのソーシャルスキルトレーニング

ADHDの子どもに対する行動療法は，社会性，特に対人関係スキルの向上を目標とするソーシャルスキルトレーニング（SST）である。適切な行動を積み重ね，適応行動を増やし，不適応行動を減らし，本人の自信とやる気をもたせていく。

②親へのペアレントトレーニング

親の小グループに対して，ADHDの子どもの特徴を学んでもらったうえで，行動療法の理論に基づく対応を身につけていく訓練法である。基本方針は，望ましくない行動は無視する，できない行動は手助けする，できるようになった

行動は誉める，一歩ずつ進んでいく，体罰はできるだけ行わないことである。子どもへのSSTに並行して，ペアレントトレーニングを行っていく。訓練だけでなく，親子関係の改善や，親同士のサポート機能の向上にも力を入れる。

(3) 家族支援

ADHDの子どもは親のしつけが悪いとか，わがままな子どもと見られることが多く，親が傷ついていることが多い。学習会などを通して親や周囲の人にADHDの理解を深め，家族や仲間同士が支え合っていかれる環境作りが大切である。

(4) 教育との連携

ADHDは基本的には毎日の生活のなかで，社会性，特に対人技能を養っていくことが基本であり，家庭—病院—学校の連携が欠かせない。

参考文献
・有馬正高 監修：発達障害の臨床．日本文化科学社，2000
・小枝達也 編著：ADHD，LD，HFPDD，軽度MR児保健指導マニュアル．診断と治療社，2002
・楠本伸枝，他：ADHDの子育て・医療・教育．クリエイツかもがわ．2002
・高橋三郎，他訳：DSM-Ⅳ-TR，精神疾患の分類と診断の手引き．第4版．医学書院．2003

コラム（3）：軽度発達障害

　軽度発達障害とは，発達に障害のあるもののなかで，比較的軽度のものを総称して呼ぶことばであるが，最近では軽度発達障害という用語を用いなくなってきている。しかし「ことばの遅れ」の問題を考えていくのに「軽度発達障害」という用語はわかりやすいので，本書では敢えて用いている。軽度発達障害は学習障害，注意欠如・多動性障害，高機能自閉症，軽度知的障害の4つをさしている。軽度発達障害のなかでことばの遅れがみられるのは，自閉症と軽度知的障害が主体である。

1）軽度発達障害の頻度
　文部科学省による学童の調査（2002年）では，学習障害（LD）は4.5％，注意欠如・多動性障害（ADHD）は2.5％，高機能自閉症は0.8％，全体で6.3％が軽度発達障害に該当すると報告されている（図21）。

2）診断の流れ
　我が国において，発達障害は乳幼児健診の流れのなかから発見するシステムが確立されており，障害が重度であるほど早期に発見される（図22）。乳児健診では，身体障害，先天性疾患，重度知的障害が発見される。1歳6カ月児健診では，ことばがコミュニケーション手段に用いられているかどうかがチェックポイントとなり，重度知的障害や重度自閉症が見つけだされる。3歳児健診では，会話が充分に成立して，抽象概念が育ってきていることがポイントとな

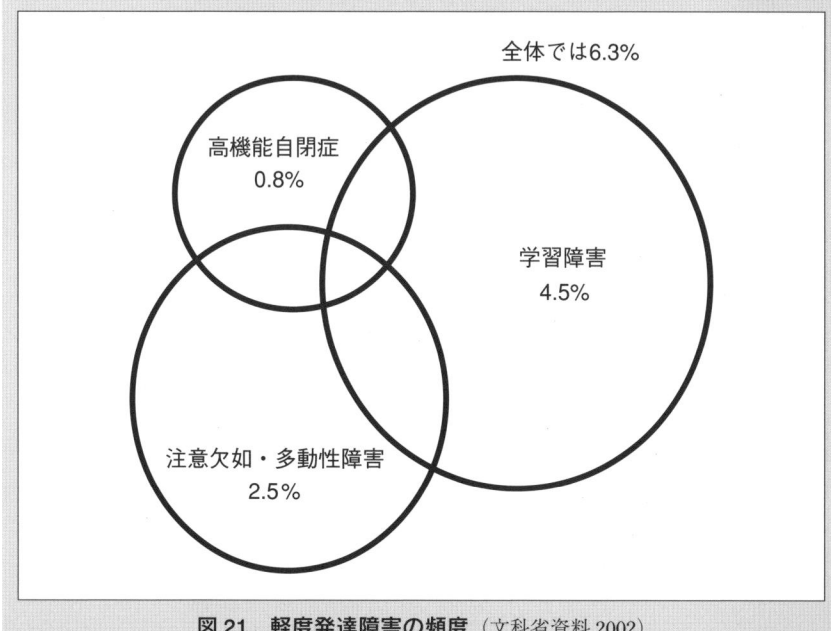

図21　軽度発達障害の頻度（文科省資料2002）

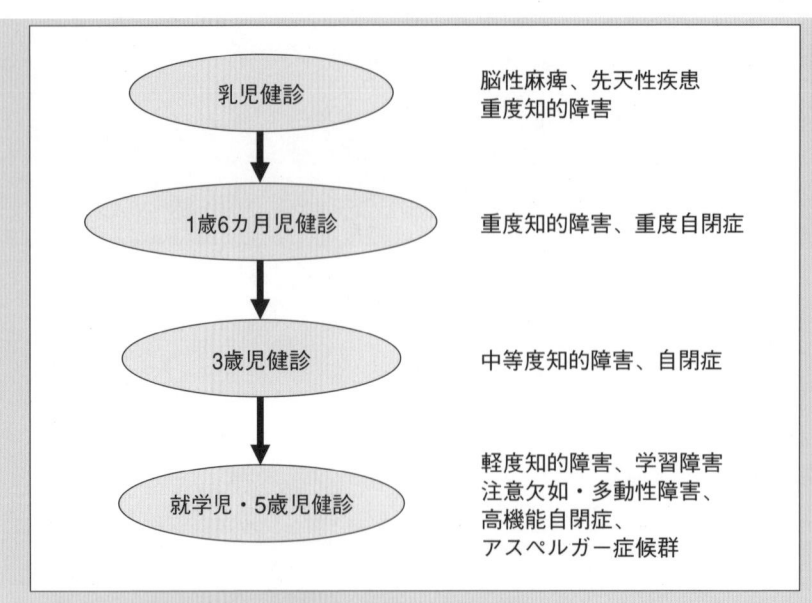

図22　障害の診断の流れ

り，中等度知的障害や自閉症が見つけだされる。5歳児健診や就学児健診で軽度発達障害が見つけだされる。

3）軽度発達障害の経過と問題点

軽度発達障害は，大きく2つのグループに分けられる（図23，表32）。1つは認知能力に問題がある場合で，LDと軽度知的障害が該当する。もう1つは行動に問題がある場合で，ADHDと高機能自閉症が該当する。

LDや軽度知的障害では，ことば，コミュニケーション，視覚認知面に問題があったり，不器用であったりすることが多い。またADHDと高機能自閉症では，やる気がないように見えたり，反抗的に思われたりすることが多い。軽度発達障害をもつ子どもでは，様々な問題を抱えていくなかで，自分に自信を無くしたり，逆に反抗的になったりすることが多く，二次障害と呼ばれている。周囲の人は，本人の特徴を理解し，生活環境や友人関係を整えることなどにより，二次障害の発生を極力抑えていくことに努力しなければいけない。

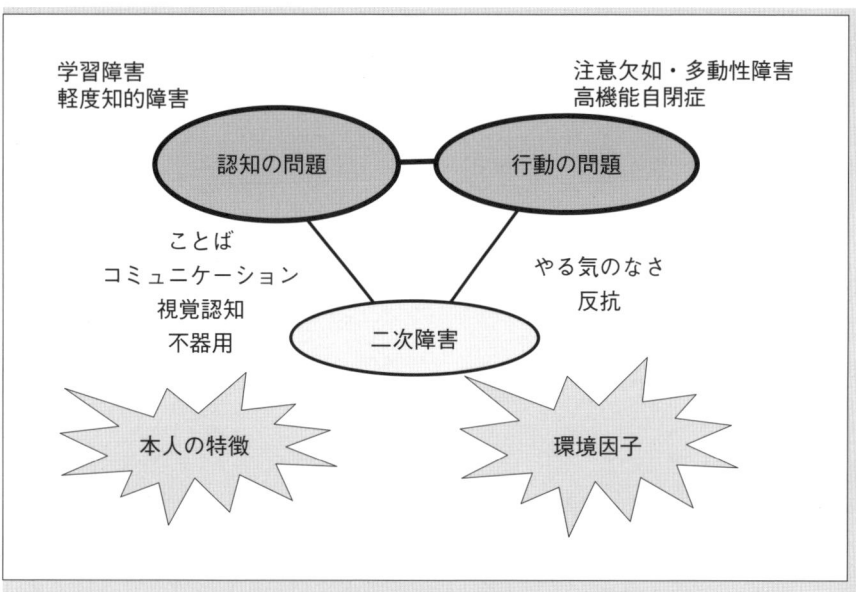

図 23 軽度発達障害のグループ分け

表 32 軽度発達障害の内訳

軽度知的障害	全般的な均一な知的発達の遅れ
学習障害（LD）	読み書き，計算能力の習得の問題
高機能自閉性障害	社会性，コミュニケーション，想像性・思考の柔軟性の問題
注意欠如・多動性障害（ADHD）	注意，多動，衝動性の問題

4）支援

軽度発達障害をもつ子どもに対しては，医療機関，保育・教育機関，コーディネート機関が役割を分担し，連携をとって支援していくことが大切である（**表33**）。

特別支援教育の分野では，2004年1月に「小中学校におけるLD（学習障害），ADHD（注意欠陥/多動性障害），高機能自閉症の児童生徒への教育支援体制の整備のためのガイドライン（試案）」が文部科学省から発表され，学校現場で役に立っている（**図24**）。

表33　軽度発達障害における具体的な役割分担

1．医療機関
　①ADHDや自閉性障害などの診断
　②投薬
　③学校・家庭・専門機関への診療内容のフィードバック
　④相談（保護者，教員など）
2．保育・教育機関
　①子どもの状態を保護者に説明し，共通理解を得る
　②専門機関へのコンサルタント
　③個別教育プログラムに基づく取り組み（学習・対人関係など）
3．コーディネータ機能を有する専門機関
　①子どもの評価（学習能力の評価など）
　②個別教育プログラムや現場での対応への助言
　③医療機関・保健機関へのコンサルタント
　④相談

(http//www.mdd-forum.net/tokubetsu.htm 2006.1.14 より)

(http://www.mext.go.jp/b_menu/houdou/16/01/04013002/011.htm)

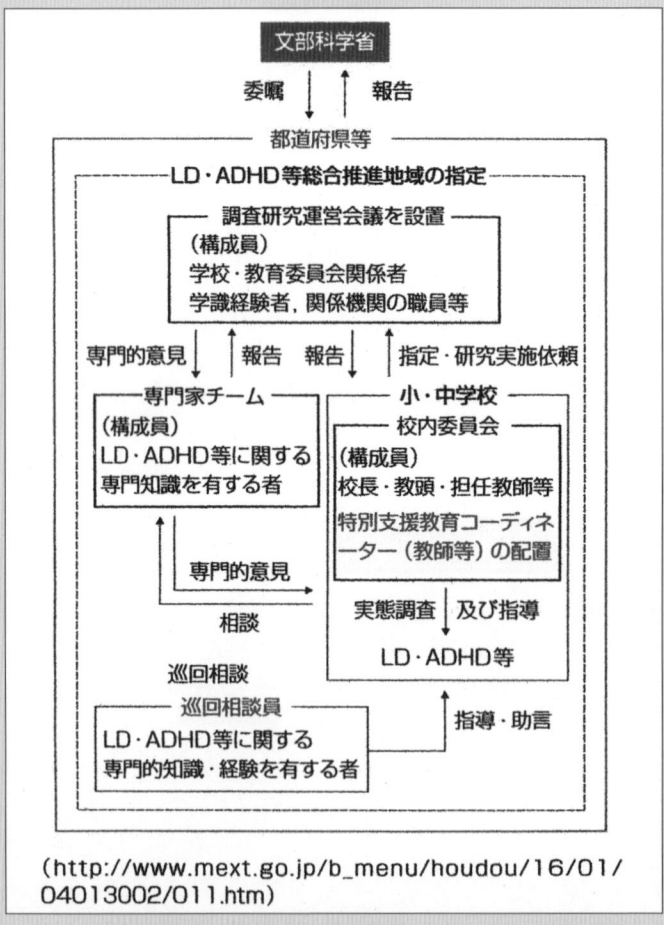

図24　小中学校におけるLD（学習障害），ADHD（注意欠陥/多動性障害），高機能自閉症の児童生徒への教育支援体制の整備のためのガイドライン（試案）

54　2．ことばの遅れの診断と治療

参考文献
・軽度発達障害を理解するために．チャイルドヘルス 2004；7
・小枝達也 編著：ADHD，LD，HFPDD，軽度 MR 児　保健指導マニュアル．診断と治療社，2002
・小中学校における LD（学習障害），ADHD（注意欠陥/多動性障害），高機能自閉症の児童生徒への教育支援体制の整備のためのガイドライン（試案）：http://www.mext.go.jp/b_menu/houdou/16/01/04013002/011.htm（2004.1）

f）特異的言語発達障害

1）診断基準
　聴力障害，知的障害，構音障害，対人関係の障害など言語発達の遅れとなる原因がないにもかかわらず言語の発達が遅れているものを「特異的言語発達障害」という．アメリカ精神医学会の「精神疾患と統計のためのマニュアル第4版（Diagnostic Statistical Manual of Mental Disorders 4th edition：DSM-Ⅳ），1994」の診断基準では「コミュニケーション障害」として分類され，さらに「表出性言語障害」と「受容―表出混合性言語障害」に分けられる．

2）原因
　はっきりした原因はわかっていないが，高次の脳機能（特に聴覚的な知覚や記憶などの音韻情報処理の能力）の発達が遅れるために生じるといわれている．

3）症状
　知的障害や社会性の障害はないので，日常的な生活動作は年齢相当に発達し，コミュニケーションの意欲もあり，ジェスチャー，絵，物などをコミュニケーション手段に利用している．
　発達に遅れを感じていなかったのに，2歳を過ぎても「言うことはわかるが，ことばが出ない」という症状で気がつかれることが多い．4～5歳の頃には「ことばがつながらない」「助詞がはいらない」などの症状が多い．就学前には「助詞の使い方をまちがう」「話があちこちに飛んでしまう」「質問にあった答え方ができない」などの症状が目立つ．就学後は日常的なコミュニケーションに大きな問題はなくなるが，会話のスピードについていかれなかったりする．一部の子どもは学習障害の範疇にはいる．

4）検査・評価
　年齢に応じて，発達検査や知能検査の言語関連領域，言語検査を行う．

5）治療
・学ぶ姿勢を身につける
・後述するような言語訓練を行って，言語の理解と表出をうながす（p.72 参

照)
- 幼稚園や保育園など集団保育のなかや，家庭生活のなかで言語の理解と表出をうながす

参考文献
- 石田宏代，他 編：言語聴覚士のための言語発達障害学．医歯薬出版，202-209，2009
- 髙橋三郎，他 訳：DSM-Ⅳ-TR，精神疾患の分類と診断の手引き．第4版．医学書院，2003

コラム（4）：高次脳機能障害

　後天性に脳損傷を受けた子どもにみられることばの問題の主なものは「運動性構音障害」「失語」「聴覚失認」である。運動性構音障害は前述の脳性麻痺の子どもにみられる構音障害（p.27）と共通するので，ここでは「失語」と「聴覚失認」について述べる。「失語」も「聴覚失認」も「高次脳機能障害」の1つの症状であるので，まず「高次脳機能障害」について述べてみよう。

1）高次脳機能障害とは

　人間の脳には，呼吸や循環など「生きていくために欠かせない機能」にはじまり，知的能力，運動能力，視覚，聴覚などの「基本的な機能」，さらに知識に基づいて行動を計画し，実行する耐性力，注意力，見当識，記憶，遂行機能などの「高度な機能」がある。このなかの「高度な機能」を高次脳機能と呼ぶ。高次脳機能障害とは，これらの高次脳機能に障害があるため，日常生活や社会生活に問題が生じるもののことである。高次脳機能障害は眼に見えにくく，わかりにくい障害である（図25）。

2）症状

　高次脳機能障害は大きく「認知障害（理解したり考えたりする能力の障害）」と「社会的行動障害（社会生活をおくるにあたってさまたげとなる，行動の障害）」にわけられる（表34）。認知障害としては，覚えられない，忘れてしまう，注意が散漫で集中できない，物事を順序だてて行えない，ことばが出にく

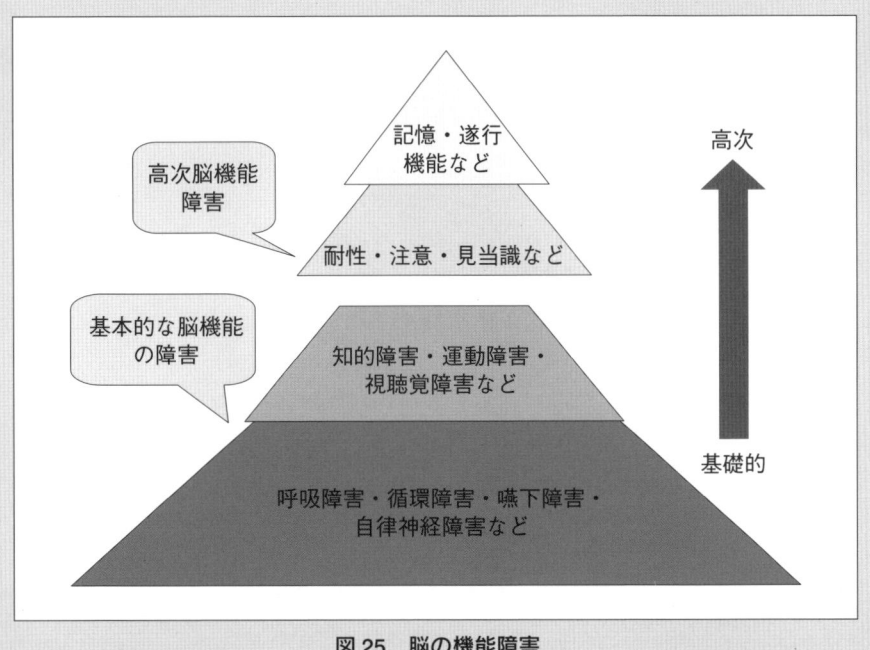

図25　脳の機能障害

い，字が書けない，道具の使い方がわからないなどがある．行動障害としては，すぐにキレる，こだわりが強い，暴力をふるう，やる気が出ない，場が読めないなどがある．

3）脳損傷部位と症状
高次脳機能障害の症状を，脳損傷部位別に示す（図26）．

4）子どもの後天性高次脳機能障害の特徴
疾患の種類や頻度は異なってはいるが，脳血管障害，脳外傷などの後天性脳損傷における高次脳機能障害の基本的な考え方は，子どもでも大人でも同じであるが，子どもでは，脳の可塑性により脱落症状が認められにくく，発達にともなって症状が変化していくことが多い．さらに子どもでは神経症状，異常所見が把握しにくく，施行できる検査も少ないため高次脳機能障害の診断は難しい．

表34　高次脳機能障害の症状

認知障害として	社会的行動障害として
●記憶障害	●依存性・退行
●注意障害	●感情コントロール低下
●遂行機能障害	●対人技能拙劣
●病識欠落	●固執性
●半側空間無視	●意欲・発動性の低下
●失語	●抑うつ
●失行	●感情失禁
●失認	

認知面
　記憶障害
　計画とその遂行の障害
　問題解決や判断の障害
　注意障害
情動面
　自発性低下
　脱抑制
　抑うつ
　感情コントロール不良
　幼児化

左側頭葉
　失語症
右側頭葉
　言語抑制の障害
側頭葉内側
　記憶障害

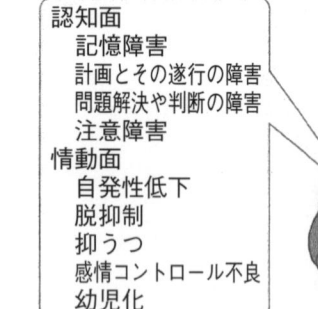

半側空間無視
半側身体失認
着衣失行
構成失行

皮膚性視覚障害
相貌失認

大脳／頭頂葉／前頭葉／後頭葉／側頭葉／小脳／脳幹

図26　脳損傷の部位と症状

原因は，急性脳炎・脳症，低酸素性脳症，脳外傷，脳血管障害，脳腫瘍などがあるが，疾患別に高次脳機能障害の症状は多少異なっている。脳外傷後の子どもでは，記憶障害，注意障害，感情コントロール低下などの高次脳機能障害が多い。

5）子どもの高次脳機能障害に対する心理検査

子どもで行える高次脳機能障害に対する心理検査は限られており，標準化されたものはわずかしかないが，専門の病院ではある程度の検査を行うことができる（**表35**）。検査にあたっては，子どもに合わせた工夫が必要であるが，検査の過程で子どもを観察することも判定の役に立つ。しかし高次脳機能障害の診断で最も大切なのは，日常生活や学校生活のなかで，子どもにどういう問題が生じているのかを見つけ出すことである。高次脳機能を検査するにあたっては，あらかじめ全般的な知能，視力・視覚，聴力・聴覚を検査しておく必要がある。

(1) 記憶検査

言語性の記憶検査としては三宅式記銘力検査が用いられる。非言語性記憶検査としては，ベントン視覚記銘力検査が用いられる。ウェクスラー記憶検査は子どもで用いることは難しい。

(2) 視覚認知機能検査

フロスティッグ視知覚発達検査が用いられるが，巧緻性動作能力が低い場合には点数が低くなる。大人では，レイの複雑図形の検査から視覚認知面と視覚

表35 子どもに用いる神経心理学的検査

測定する能力		検査名	小児での標準化	所要時間	特徴
知的機能		WISC-Ⅲ知能検査	○	60分	言語性・動作性・全IQの算出。下位項目の比較
		K-ABC 心理・教育アセスメントバッテリー	○	60分	課題を遂行する処理過程を通して認知能力を測定
		コース立方体組み合わせテスト	○	30分	積木構成による非言語性知能の測定
注意	視覚	かな拾いテスト	×	5分	選択的注意と処理速度を測定
		TMT（トレイルメイキングテスト）	一部○	10分	視覚探索と注意の転換を測定
		フロスティッグ視知覚発達検査	○	30分	視知覚障害の種類と重症度を測定
記憶	言語	三宅式記銘力検査	×	15分	単語の聴覚記銘力を測定
	非言語	ベントン視覚記銘力検査	○	15分	簡単な図形の視覚記銘力を測定
遂行機能		WCST（ウィスコンシンカードソーティングテスト）	×	30分	概念形成とその転換を測定
言語機能		絵画語彙発達検査	○	10分	言語理解の発達を測定
		SLTA（標準失語症検査）	×	60分	言語症状のプロフィールや重症度を測定

—動作の巧緻性を判定することができるが，子どもで用いることは難しい。

(3) 言語機能検査

数唱，復唱，音読，絵画語彙発達検査などで判定できる。小学校高学年以上では標準失語症検査（SLTA）を一部用いることができる。

(4) 前頭葉機能検査

小学校中学年以上では，慶応版ウィスコンシンカードソーティングテスト（K-WCST）やかな拾いテストを用いることができる。

6）高次脳機能障害の治療

高次脳機能障害は一人ひとりその症状が異なるので，問題となる症状をきちんと見極めることが治療の第一歩である。病院で治療するものはごくわずかで，ほとんどは家庭と学校生活のなかで工夫を積み重ねながら，共通理解をもって治療を進めていく。家族だけでなく，本人と家族をとりまく多くの人たちとの関わり，および環境の調整が重要である。高次脳機能障害に対するリハビリテーションは，障害を正しく評価し，短期目標，中期・長期目標を定め，修正を加えながら課題を行い，環境を整理していく。課題を繰り返していくなかから，自立して行動できることを身につけ，できないことは周囲から補って生活の質を向上させていく。

高次脳機能障害に対するリハビリテーションは，
　☆本人への働きかけ
　☆本人と環境への働きかけ
　☆環境への働きかけ，　の3つに分けられる。

たとえば認知障害に対しては認知訓練を，注意障害に対しては時間や見通しをつけたプログラムの設定を，記憶障害に対してはメモ帳・携帯電話の利用や周囲から本人に思い出させるような対応をする。

参考文献
・石合純夫：高次脳機能障害学．医歯薬出版，2003
・荏原実千代，他：脳室周囲白質軟化の臨床的意義．リハ医学．36：340-345，1999
・栗原まな：小児の高次脳機能障害．診断と治療社，2008
・栗原まな：わかりやすい小児の高次脳機能障害対応マニュアル．診断と治療社，2009

コラム（5）：生まれつきみられる高次脳機能障害と後天性の高次脳機能障害

1）生まれつきみられる高次脳機能障害

　生まれつきみられる高次脳機能障害は，器質的脳障害をともなわないもの，すなわち機能的高次脳機能障害が主体である。代表的なものは，学習障害，注意欠陥／多動性障害，広汎性発達障害である。文部科学省の報告（2002年）では，全国の小中学校の児童における頻度は，学習障害4.5％，注意欠陥／多動性障害2.5％，高機能自閉症（知的障害のない自閉性障害）0.8％などである。

　学習障害では，知的障害がないにもかかわらず，読字，算数，書字に能力低下がみられ，学業または日常生活で問題を生じる。

　注意欠陥／多動性障害では，不注意，多動性，衝動性が認められ，学業または日常生活で問題を生じる。

　広汎性発達障害は，社会的相互関係の質的障害であり，コミュニケーションの障害，常同的な行動，興味や活動へのこだわりが認められる。

　また脳性麻痺の子どものなかには，視覚認知障害を示す子どもがおり，運動企画や構成能力の障害も合併することがある（図27）。

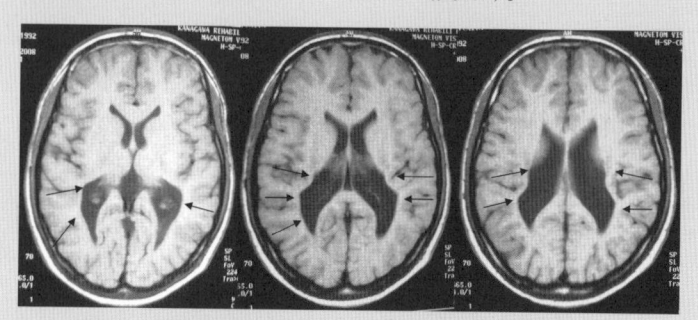

図27　脳性麻痺の子ども（痙直型両麻痺）の頭部MRI
T1強調画像・水平断：側脳室体部～後角の波状変形が認められる（→）

　水頭症にともなう高次脳機能障害は，非言語性学習障害の形を示すことが多い。言語能力や聴覚的記憶力は比較的よいが，視覚的な構成，抽象的・概念的思考，算数が苦手で，多動，注意集中困難，社会生活上のルールの理解が悪い，場が読めないなどの症状を示すことが多い（図28）。

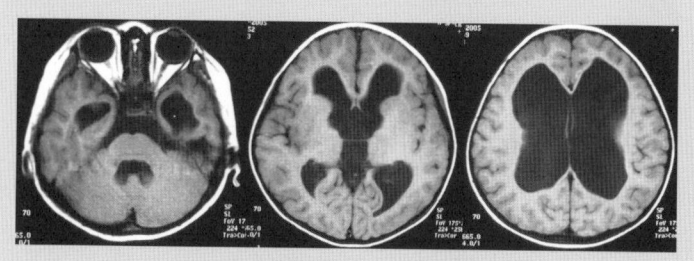

図28　水頭症の子どもの頭部MRI
T1強調画像・水平断：著明な脳室拡大が認められる

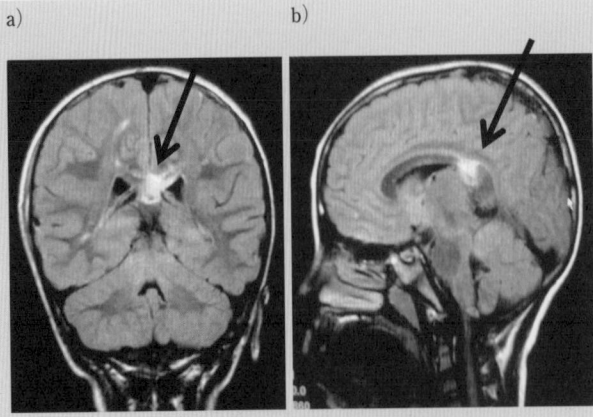

図29 脳外傷を受けた子どもの頭部MRI
T1強調画像・a）冠状断，b）矢状断：脳外傷後の変化として脳梁損傷が認められる（→）。この症例では感情コントロール不良，対人技能拙劣，注意障害が認められる。

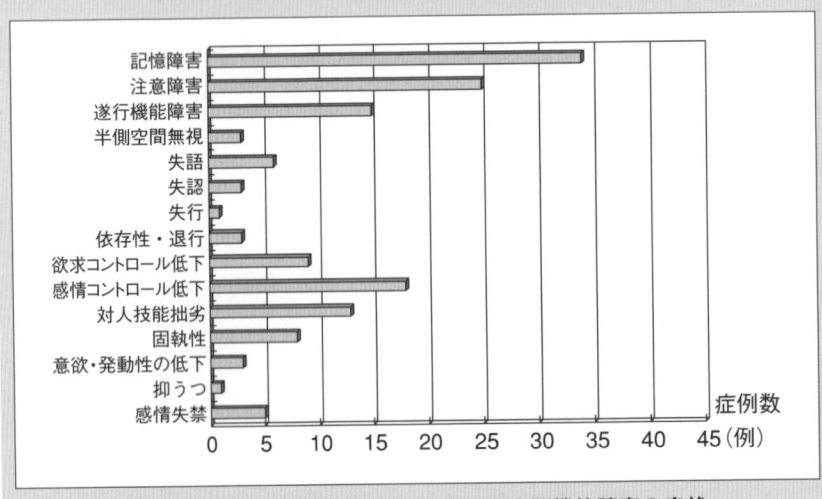

図30 子どもの脳外傷例でみられる高次脳機能障害の症状

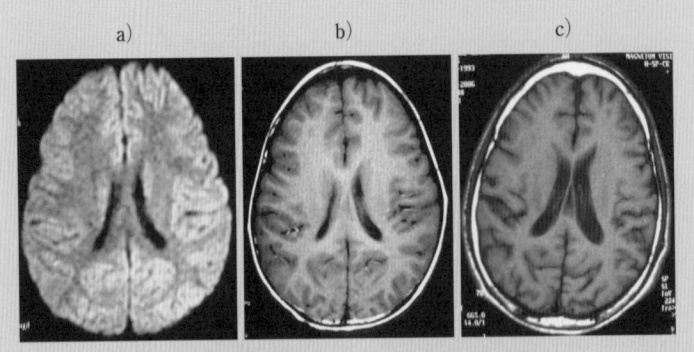

図31 急性脳症に罹患した子どもの頭部MRI
a）拡散強調画像（急性期），b）T1強調画像（急性期），c）T1強調画像（発症1年後）：急性期には拡散強調画像でのみ異常が認められた。1年後には中等度の大脳萎縮が認められる。この症例では，知的障害と視覚認知障害が著明である。

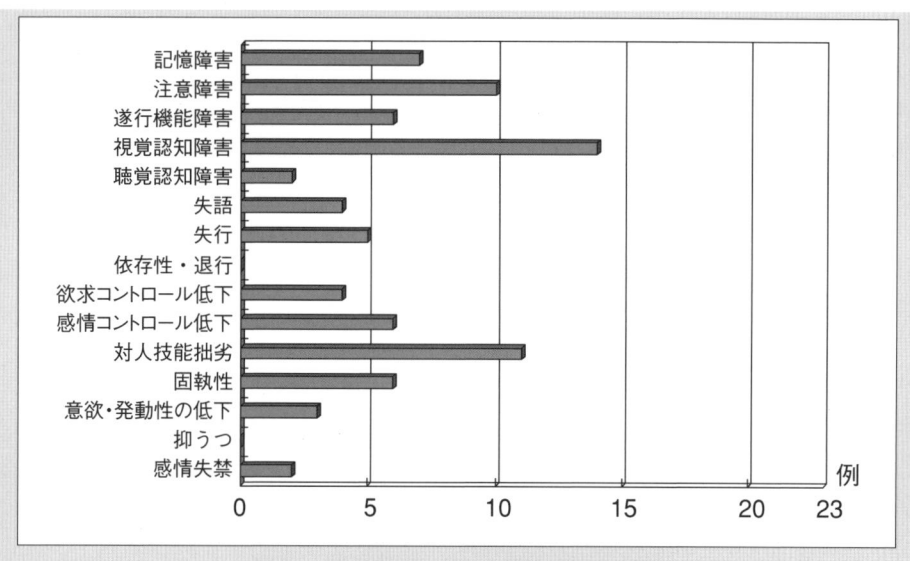

図32 急性脳症：高次脳機能障害の内訳

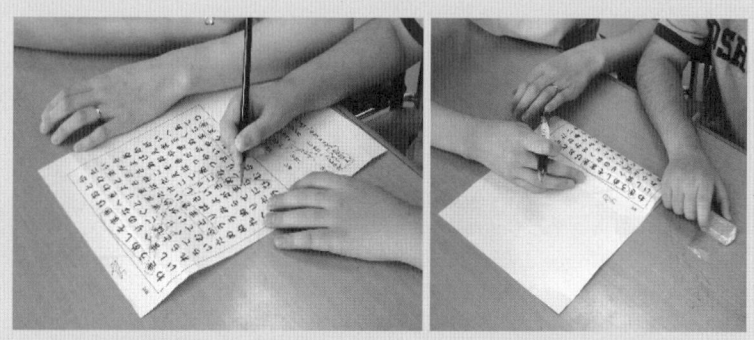

図33 ひらがな表を用いてひらがな単語を学ぶ
視覚認知機能に問題があって行をとばすなどの症状がある場合には，行をわかりやすくして作業を進める。

2）後天性の高次脳機能障害

後天性の高次脳機能障害は器質的高次脳機能障害がほとんどを占めており，急性脳炎・脳症，低酸素性脳症，脳外傷，脳血管障害などが原因である。

疾患別に高次脳機能障害の症状は多少異なっているが，ここでは当院で経過観察中の子どもの脳外傷例と脳症例にみられる高次脳機能障害の症状を示す（図29〜33）。脳外傷後の子どもでは，記憶障害，注意障害，感情コントロール低下などの高次脳機能障害が多く，脳症後の子どもでは視覚認知障害が多い。

参考文献
・加我牧子：小児の高次脳機能の評価と臨床診断への応用．国立精神・神経センター小児神経学講義．135-149，診断と治療社，2003
・栗原まな：小児の高次脳機能障害．診断と治療社，2008

g）失語
1）分類と症状

失語は大脳が損傷されたことによって生じる言語の障害で，ことばを話す，ことばを聞いて理解する，文字を読んで理解する，文字を書くなどの1つ以上が障害された状態である。失語の分類を**表36**に示す。

ブローカ失語は非流暢性な話し方で，自発的に話すことや自発的に書くことが障害される。話しことばの理解や読解は難しいものでなければ可能である。左前頭葉や左前頭〜頭頂葉の損傷で生じる。

ウェルニッケ失語は話しことばを聞いて理解することの障害で，話し方は流暢であるが，自発的に話すことにも障害が認められる。左側頭葉，左側頭〜頭頂葉損傷で生じる。

全失語はブローカ失語とウェルニッケ失語の合併したものと考えられる。

伝導失語は話しことばの理解がよいのに復唱の障害が重度で，字性錯語が多くみられる。左縁上回を中心とする左頭頂葉損傷で生じる。

超皮質性感覚失語は話し方は流暢であるが，聞いて理解することが障害される。ウェルニッケ失語に似ているが，ウェルニッケ失語と異なり復唱の障害が認められない。左側頭後頭葉の障害で生じる。

代表的な症例の頭部MRIを**図34**に示す。

表36 失語の分類別言語症状

分類＼検査		自発話	復唱	話しことばの理解	読解	音読	自発書字	書取り
1	ブローカ失語	×非流暢性	×	△—○	△	×	×	×
2	ウェルニッケ失語	×流暢性	×	×	×	×	×	×
3	伝導失語	×流暢性・字性錯語	×	△—○	△—○	×	×	×
4	超皮質性運動失語	×	△—○	△—○	△	△	△—×	△—×
5	超皮質性感覚失語	×流暢性	×エコラリア	×	×	×	×	△—×
6	超皮質性混合性失語	×	×エコラリア	×	×	×	×	×
7	健忘失語	△語健忘・流暢性	○	○	△—○	△	△語健忘	△語健忘
8	失読失書	○	○	○	×	×	×	×
9	全失語	×非流暢性	×	×	×	×	×	×
10	純粋語唖	×非流暢性	×	○	○	×	○	○
11	純粋語聾	○	×	×	○	○	○	○
12	純粋失読	○	○	○	×	×	○	○
13	純粋失書	○	○	○	○	○	×	×

（杉下守弘：失語症．臨床リハ別冊/高次脳機能障害のリハビリテーション．江藤文夫 他編，1995，pp38-43 より一部引用）

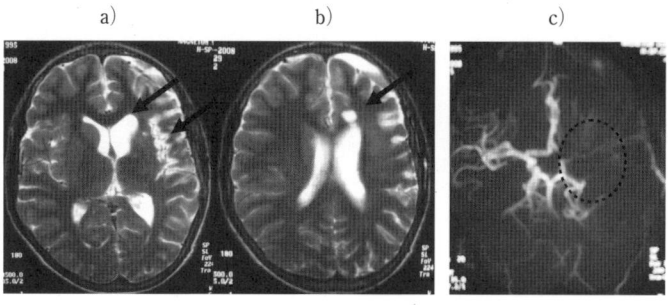

図34 ブローカ失語が認められる12歳男児
左中大脳動脈領域の脳梗塞発症後3カ月の画像。
a) b) 頭部MRI・T2強調画像。c) MRA。

表37 重症度に応じた失語の訓練法

重症度 \ 訓練	目 的	方 法	訓練内容
重 度	Yes, Noの応答を明確にする	残存機能の利用 コミュニケーション方法の転換	絵, 文字, 図形のマッチング, ポインティング 絵, 図形, 文字のコピー 系列語, 歌唱の利用 系列語, 自分の氏名の書字 ジェスチャー, ポインティング, ノートの利用
中等度	確実なコミュニケーションとチャンネルの確保と強化	残存機能の活用 コミュニケーションチャンネルの多用化	同上 その他絵カードの呼称, 書称(書字)訓練 復唱, 書き取り, 音読 計算練習（計算器の利用）
軽 症	実用的コミュニケーションの獲得	障害された言語機能の改善 家庭生活, 職業に適合した訓練	呼称, 書字訓練 要約して書く, 話す 計算練習 電話対応, 手紙, 日記

（重野幸次，長谷川恒夫：失語・失行・失認リハビリテーション．神経治療学 7：309-319, 1990. より引用）

2）治療

・適切な言語刺激を与える
・強力なことば刺激を与える
・刺激を反復して与える
・刺激に対する何らかの反応を子どもから引き出す
・得られた反応を選択的に強化する
・矯正よりも刺激が有効，といった原則がある。

重症度に応じた失語症の訓練法を**表37**に示す。

参考文献
・重野幸次,長谷川恒夫：失語・失行・失認リハビリテーション.神経治療学 7：309-319, 1990.
・安保雅博・他：言語障害.臨床リハ別冊/実践リハ処方（米本恭三,他編），55-60, 1990.

h) 失認

失認には，視覚失認，相貌失認，色彩失認，聴覚失認などがあるが，ここでは聴覚失認について述べてみよう。

1) 聴覚失認

聴覚失認とは，大脳の聴覚中枢あるいは聴放線の損傷によって，聴力は存在しているがことばや音楽などが聞き取れない状態で，すべての聴覚刺激（言語，環境音，音楽）に障害を示すものから，言語，環境音，音楽のどれかに限局したものまでさまざまである。

2) 聴覚失認の症状
・声は聞こえるが話している意味がわからない
・音は聞こえるが何の音かわからない
・知っている曲を聴いても何の曲かわからない
・音楽が単調に聞こえる
・自発語が変化する
・声量が大きくなる
・抑揚のない話し方になる
・錯語を合併する

3) 聴覚失認の検査法
・日常生活や学校生活の観察・状況聴取から，問題となる行動を把握する。
・純音聴力，語音聴力，両耳分離聴能検査を行うが，これらの検査ができるのは少なくとも小学生以降である。
・動物の鳴き声，道具を使用する音，乗り物の音などを聞かせ，何の音か答えさせる。
・語音聴力，語音弁別，語彙判断，聴覚性理解，復唱，書き取りの検査をする。これらは小学生以降で一部実施できるが，正確な判定は難しい。

失音楽を示した症例の MRI を図 35 に示す。

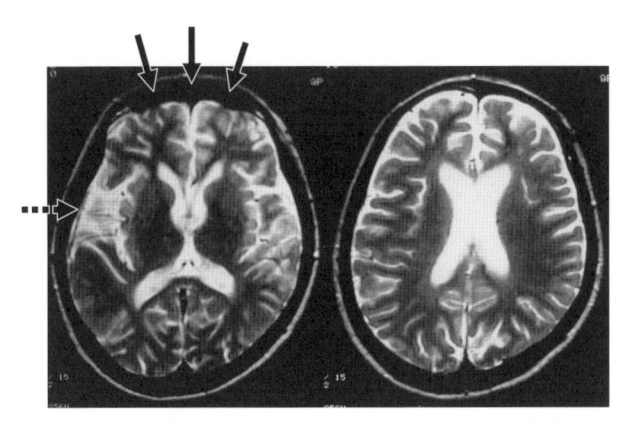

図35 交通事故による脳外傷後遺症としての失音楽を認める13歳女児の頭部MRI
T2強調画像。前頭部の硬膜下腔（→）と右シルビウス裂の拡大（--▶）を認める。

4）聴覚失認への対応法

言語能力や聴覚失認の程度にあわせて代償手段を活用していく。聴覚失認のみの場合は，日常会話の聴覚的理解を補うために，視覚的な口形情報を用いた読話訓練を行う。ゆっくり区切って話しかけたり，動作，表情，口の形などでわかりやすく伝えることが役に立つ。さらに手話や，文字言語が使用可能な年齢以降では筆談を取り入れていく。

ⅰ）環境の問題

1）多国語の環境

2カ国語，3カ国語の環境では，子どものことばの発達は遅れるが，4～5歳になれば大きな問題はなくなるはずである。2～3歳までの時期には，優先すべき言語に多く接するように環境を調整し，1つの言語がある程度しっかりしてから次の言語に接する機会を増やしてあげたい。

2）大人が先回りして話をしてしまう環境

大人が子どもに先回りして子どもの話すべきことばを話してしまうために，ことばの遅れを生じることがある。家族は，このような環境にあることに気がつかないことが多いので，早い時期に発見して家族に伝えたい。

3）多胎児の環境

多胎では，ことばを介さなくても意志が通じ合うことが少なくないため，ことばの遅れを生じることがある。そのような場合には早い時期に発見してことばでのコミュニケーションをとる工夫をすることが大切である。

4）家庭での話しかけが少ない環境

無口な親で，核家族であり，外に出て他の子どもと接することが少ない場合

には，子どものことばが遅れることがある。乳幼児健診などで発見するように努め，家族が子どもに話しかけることや，他の子どもと接する機会が増えるように働きかける。

5）親が聴覚障害の環境
親が聴覚障害をもつ場合には，子どものことばの発達が遅れるだけでなく，正しい言語獲得ができない場合があるので，保育園の利用や専門スタッフのフォローなど適切な対応が必要である。

6）母子関係に問題がある環境
母子関係や家族関係に問題があるため（母親が知的障害，精神疾患などをもっている場合など），子どもが十分な愛情を感じないままに育った結果，低身長・低体重などの栄養障害や，発達の遅れ，心理面・行動面の問題（眼を合わせない，表情が乏しい，抱かれるのを嫌がる，怒りやすい，不眠など）を生じることがあり「愛情遮断症候群」と呼ばれる。早期に発見して，保育園の利用，専門スタッフによる支援，家族へのカウンセリングなど，適切な対応をする必要がある。

7）虐待が疑われる環境
上記項目と重なるが，より重篤な問題である「虐待」が疑われる場合には，早急に対応を検討しなければならない。身体的虐待は比較的気がつきやすいが，性的虐待，ネグレクトなどは発見が難しい。低年齢の子どもでは，ことばの遅れという症状もその危険因子の1つと考えてよいであろう。

j）吃音
吃音（どもり）とは，協調性に問題があるために生じることばの流暢性の障害である。特徴は音・音節の繰り返し（たとえば/ばす/と言う時に，/バババばす/と言う），引き延ばし（/バーす/），単語の途切れ（/・ばす/）である。幼児期に発症することが多く，音韻の問題，ことばの遅れ，注意障害，早口などをともなうことが多い。また限定された場面（挨拶，人前で話すなど），長く複雑な文を話す時，急いで話す時などに症状が目立ちやすい。

吃音は，言語学的な問題だけでなく，社会生活を送るにあたっての心理的な問題を生じやすい。

子どもの吃音を治療するときには，その原因を発見し，正常な「ことばの流暢性」を獲得することを目標にする。吃音に対する心理的な問題を回避するための支援が大切である。幼児期には，親指導を通して行う環境調整と，遊びを通して子どもと交わるなかから得られる発話体験による治療が中心である。学童期には，本人への発話訓練とカウンセリング，親へのカウンセリング，学級担任への情報提供を行う。

k）緘黙

　言語能力を獲得しているにもかかわらず，何らかの心理的な原因により，あらゆる場面あるいは特定の場面で，言語を発しない状況を緘黙といい，場面緘黙，選択的緘黙などと呼ばれる。幼児期に発症することが多い。自宅では全く問題なく話ができるのに，学校や幼稚園など自宅以外の場所ではほとんど，あるいは全く話をしなくなる。ことばを介さなければ，コミュニケーションに大きな問題がないことが多く，ジェスチャーなどによってコミュニケーションをとっていく。広汎性発達障害，統合失調症，特異的言語発達障害にともなうものは除外するが，社会恐怖症，分離不安，完全主義的傾向，強迫的傾向などを示す子どもが少なくない。感覚障害や言語障害をあわせもつ子どもも少なくない。

　1〜2年で治る場合と，長期に続く場合がある。緘黙は自然に改善することがほとんどないので，低年齢のうちに治療することが大切である。無理に話させることをせず，専門機関で子どもに合わせた治療を行っていく。

コラム（6）：家族に対する支援

　いずれの障害においても，障害を疑った場合には，早めに医療機関を受診してみるとよい。診断は，医師から伝えられることが，家族には受け入れやすい。障害の診断がなされたら，医療機関，療育機関，保健センターなど地域の専門機関，家庭が連携をとって，療育を続けていくことが望ましい。保護者にさまざまな問題があることは少なくないが（例えば知的な遅れがあったり，虐待が疑われるような場合），その時には，保護者以外の親族や，第三者，公的機関の支援が必要である。

第5章 ことばの発達に応じた働きかけ

　この章では，子どものことばの発達に応じた働きかけについて具体的に述べてみたい。

1．ことばの遅れを示す子どもへのアプローチの原則

・ことばの遅れを示す子どもの発達を最大限のばすのは，大人の役割であることをしっかりと心に留めておくことが大切である。
・ことばがでるためには，「喃語→動作のまね→動作で気持ちを表す→話しかけられたことばを理解する→気持ちを伝えたいという意志がある→ある程度の量のことばが頭のなかに入っている→幼児語といった初歩的な記号→体系化された高度な記号へ」という順に発達していくことが必要である。
・ことばがでるためには，生活のなかで，これらの基礎を積み上げていくことが大切である。
・ことばは教えられて覚えるものではなく，生活のなかで必要にせまられて覚えていくものである。たとえば，「りんご」「バナナ」と覚えるのではなく，「バナナ」を食べたいから「バナナ」と覚えて話すものであり，「黄色くて長いバナナ，おいしいね」と母親が話すなかから，「黄色」「長い」「バナナ」の単語を，バナナの味と香りとともに覚えていき，生活のなかで「バナナ」という単語を使っていくのである。
・生活のなかでことばを教えていくためには，次のようなことを行う。
　☆生活の流れに合わせてことばを使う：おはよう，いただきます，バイバイなど
　☆動作に合わせてことばを使う：服を着せるときに「おズボンはこうね，はい足をあげて」。階段の最後の段を降りるときに「両足そろえて，ジャンプ」など
　☆擬音語を使う：入浴中に頭を洗うとき「あわをブクブクたてて，頭ゴシゴシ洗おうね」など
・ことばが出始めた段階では発音を矯正することはしないで，ことばがある程度の量になってから矯正していく。そうでないとことばを話さなくなってしまうことが多い。
・子どもの興味を引きつけてから，ゆっくり，はっきり話しかける。
・テレビやビデオをつけっぱなしにしないで，直接コミュニケーションすることを大切にする。

　言語障害に対する支援には，すぐにはじめるべきこと，適切な時期にはじめ

表38 言語障害に対する支援

すぐにはじめる支援	発達状態の把握 医学的情報の収集 言語障害の評価 ことばの発達にマイナスとなるものの除去 コミュニケーション手段の確保 環境の整備
適切な時期にはじめる支援	療育プログラムの作成
徐々にはじめる支援	障害状況の経過観察 予後の予測 障害受容への支援 就園，就学への支援

ること，徐々にはじめることの3つの段階がある（**表38**）。

a）すぐにはじめる支援

1）発達状況の把握

発達状況を把握することは，言語障害に気が付いた時点ですぐにはじめるべきである。ことばだけに限った問題なのか，発達全体の問題なのか，いつから発達の問題があるかなどをチェックする。

2）医学的情報の収集

医学的情報の収集は言語障害に気が付いた時点ですぐにはじめるべきである。特に治療法がある状況の時は，医学的治療が最優先される。

3）言語障害の評価

言語聴覚士による言語評価だけでなく，子どもをとりまく多くの人からの情報が役に立つ。

4）ことばの発達にマイナスになるものの除去

ことばの発達に悪い影響を与える疾患（てんかん，口唇口蓋裂，反復性の中耳炎など）がある場合には，その治療が優先されるべきである。

5）コミュニケーション手段の確保

言語訓練と並行して，コミュニケーションをとる手段を確保しておくことは，子どものコミュニケーションの能力を育てていくのに欠かせない。身振り，実物，絵カード，文字などを利用し，必要に応じて福祉機器の導入も積極的に行っていく。

6）環境の整備

ことばの遅れに関連があると思われるさまざまな要因を軽減・除去し，補え

るものはなんらかの形で補ったうえで，ことばの遅れに対して直接働きかける。
　家族指導，関連機関（幼稚園，保育園，通園施設，学校など）との連携を通して，子どもを取り巻く環境がことばの発達に少しでもよくなるように調整する。

b）適切な時期にはじめる支援
1）療育プログラムの作成
・子どものことばの発達段階に応じた系統的なプログラムを作成する。
　　たとえば，中等度のことばの遅れの達成目標は，3語連鎖以上の理解，2語連鎖以上の音声表現，簡単な会話などである
・正しい評価に基づいて，短期目標・長期目標をたて，プログラムを設定する。
　　たとえば，
　　☆短期目標：特定の記号を習得すること
　　　（帽子を見てかぶる身振りができ，／ボーシ／と言われて帽子の絵カードを選ぶ，など）
　　☆長期目標：言語・コミュニケーションを自発的に学習する
　　　（いろいろな環境で，新しい語彙・語連鎖・コミュニケーションの仕方を1人で学ぶ，など）
・プログラムは，定期的に見直し，修正していく。
・訓練プログラムを行っていくときのコツ
　　家族やスタッフなどに十分に説明し，理解してもらう
　　子どもにわかりやすい訓練課題を用いる
　　スモールステップで進める
　　繰り返して積み重ねていく
　　日常生活に関連のある課題を用いる
　　正しい反応の確認には，次の課題に用いる材料を用いる
　　　たとえば，歯磨きの身振りに対して，実物の歯ブラシを選ぶことができたら，絵カードのなかから歯ブラシを選べるか確認するなど
　　間違った反応をした場合には，前段階の課題で用いた材料を用いる
　　　例えば，歯磨きの身振りに対して，実物の歯ブラシを選ぶことができなかったら，実物の歯ブラシを見せるなど
　　発達全般を伸ばしていく

c）徐々にはじめる支援
1）障害状況の経過観察
　言語訓練と並行して，障害状況を定期的にみていくことが大切である。

2）予後の予測
　言語訓練や障害状況の経過観察を通して，ある程度の予後予測が可能となっ

た場合には，それに基づいて将来を考え，プログラムを作成していく。

3）障害受容への支援
予後が予測できるようになり，障害があることがある程度確定した場合には，家族を中心として，それを受け入れ，再起していかれるような支援が必要となる。専門スタッフからの支援は重要であるが，同じような障害をもつ子どもの家族との交わりは障害を受容していく過程で大きな助けになる。

4）就園・就学への支援
ことばをのばしていくには，幼稚園・保育園・学校などの集団生活が非常に重要である。子どもに最適なところに通えるように支援することが大切である。

2．ことばの遅れに対する言語訓練の目標

ことばの遅れの内容により，表39に示すような言語訓練の目標がある。

表39　ことばの遅れに対する言語訓練の目標

ことばの遅れの内容	訓練の目標
コミュニケーションの態度が不良	コミュニケーションへの参加を増やす コミュニケーション手段を獲得させる
言語の理解が不良	物の基礎概念の理解を増やす 物の名称の理解を増やす
言語の表出が不良	語彙を増やす 語連鎖を獲得させる 発語行動を獲得させる
言語能力が遅れている	言語能力全般の質を向上させる

3．ことばの遅れを示す子どもへの具体的な対応法

a）コミュニケーションが成立していない段階
1）訓練プログラムの内容
・身近な物を使えるようにする
・感覚運動的な玩具の操作を見せ，一緒に行う
・初歩的なコミュニケーションを学ばせる
2）具体的な方法（図36〜39）
・靴をはくとき全部手伝うのでなく，視線を靴に向けさせ，次に足を靴に入れさせる
・直接手で触る赤ちゃん玩具で遊ぶ
・物を受け取り，それを操作させる（玉入れころがし）
・体を触れあう遊びをする（くすぐりっこ，抱いてぐるぐる回す）

図36 様々な音の玩具で音を楽しむ

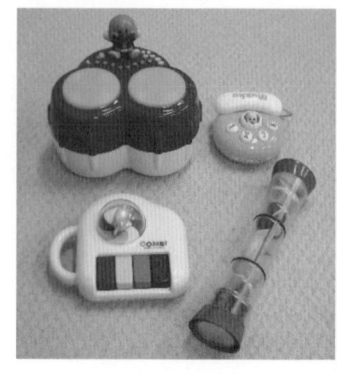

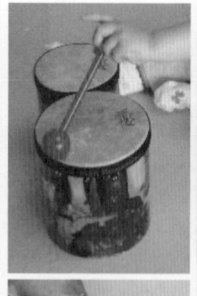

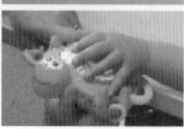

図37 手を添えて道具や玩具の使い方を教える

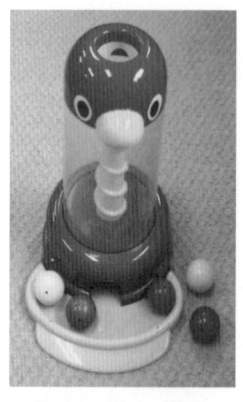

図38 物の操作（玉を穴に入れる）

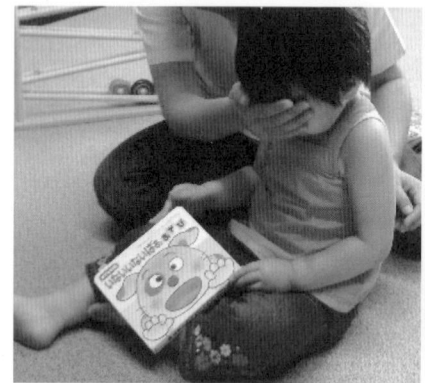

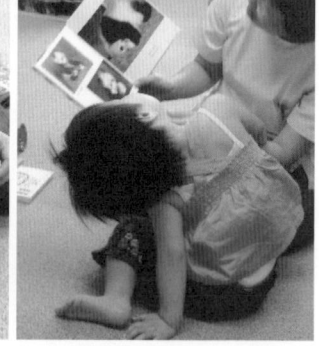

図39 絵本を用いて「いないいないばー」や「ねんね」をする

・眼を合わせ，身振りや声を出すコミュニケーション遊びをする（バンザイ，いないないばー）

b）ことばは出ていないが，身近な物の使い方がわかる段階
1）訓練プログラムの内容
・身近な物を多数使えるようにする
・身近な物を弁別できるようにする
・教材の操作のレパートリーを拡大する
・身近な物を選択できるようにする
・身振りを用いてコミュニケーションする（指さし，ちょうだい）
・物を分類分けする
2）具体的な方法（図40〜48）
・自分で歯みがきをする，自分で靴をはく
・バイバイ，片づけ，ボールのやりとりをする

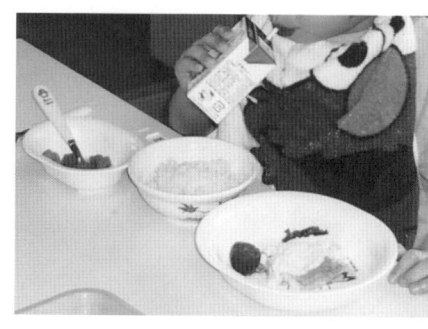

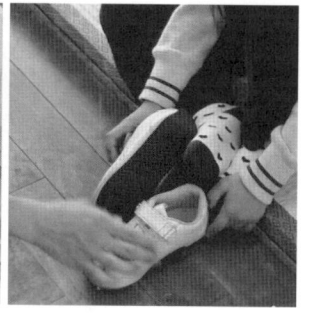

図40　日常生活動作を自分で行う練習をする

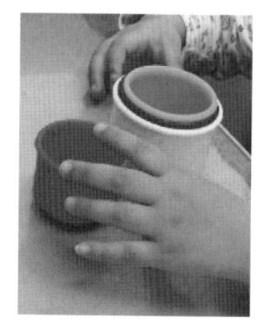

図41　コップを重ねる

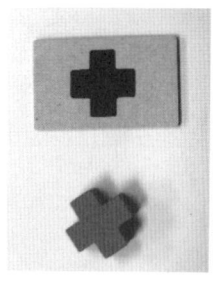

図42-a　1対1の板をはめる

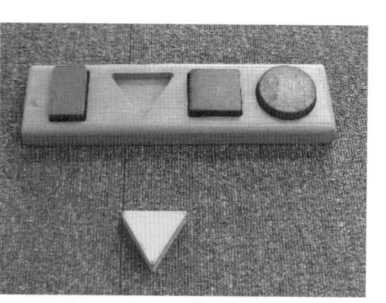

図42-b　1対多数の板をはめる

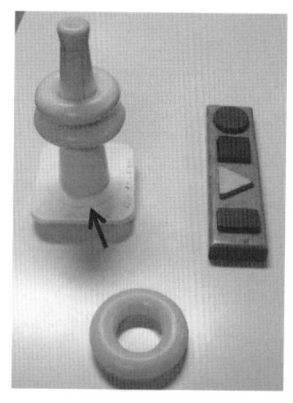

図44　輪投げの輪を正しい方へ「ふるい分け」する

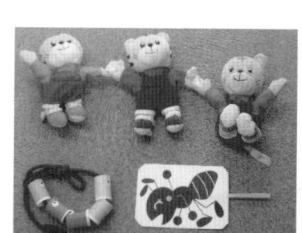

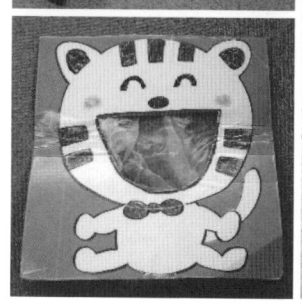

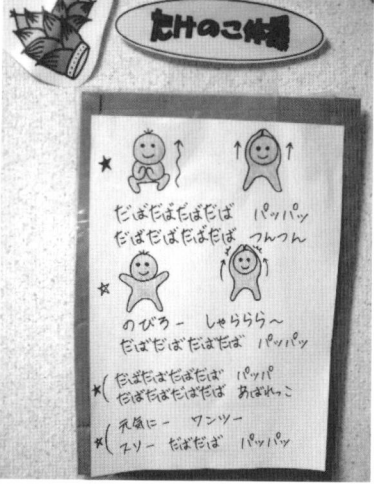

図43　保育のなかで手遊びを取り入れていく

・身近な物のはめ絵をする
・身近な物からペアになる2つを選ぶ（実物）
・いくつかの材料を分類分けさせる
・手遊び（げんこつ山のたぬきさん）をする
・身振りを見て絵カードを選ぶ

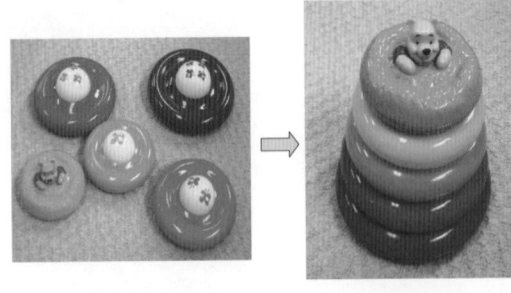

図 45 組み立てて 1 つのものにする

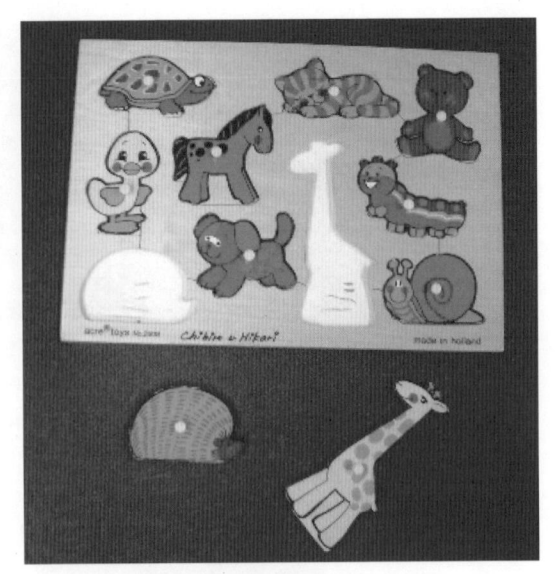

図 46 身近な物のはめ板をする

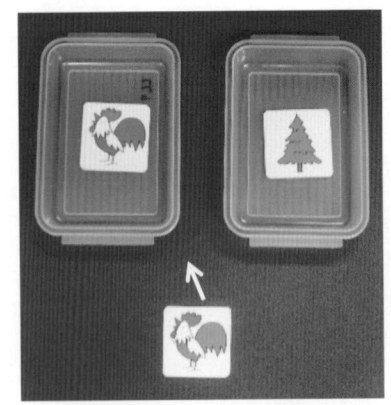

図 47-a 手前のカードと同じ絵を「選択」して，トレーに入れる

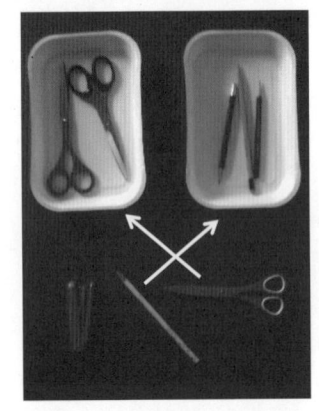

図 47-b 手前の鉛筆とはさみを「選択」して，同じものがあるトレーに入れる

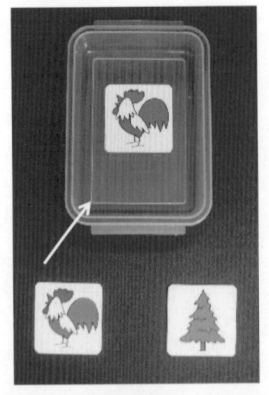

図 48-a 手前のカードと同じ絵を「ふるい分け」して，トレーに入れる

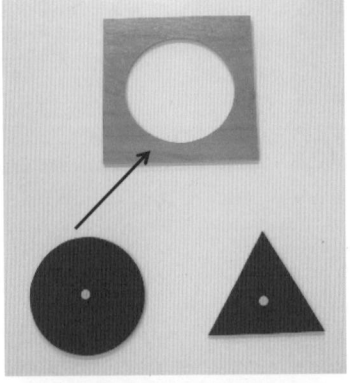

図 48-b 手前の板と同じ形の板を「ふるい分け」して，型にはめる

c）物や人などに名前がついているのに気づく段階

1）訓練プログラムの内容
・理解できる身振りの数を増やす
・身振りと音声を結びつける
・物と関連する音声に注目させ，模倣させる
・ことばで言われた絵カードを選ぶ
・様々な物・事態と関連する単語を学び，コミュニケーションに用いる

2）具体的な方法（図49〜56）
・身振りと音声の両方を示して実物を選ばせる→音声だけを示して実物を選ばせる
・実物→切り抜き絵→絵カードへと選択を移行させる
・絵カードを分類させる
・日常生活のなかで，名詞，動詞，形容詞の語彙を拡大する
・「誰が何をどうしているか」を理解させる
・動作絵カードと音声を結びつけさせる

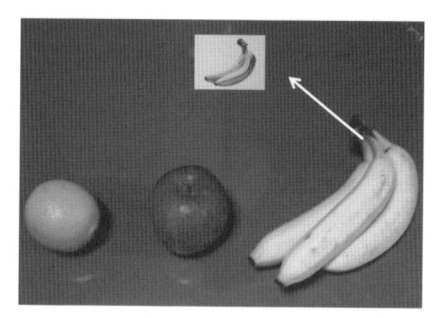

図49-a　絵カードと同じものを手前の実物のなかから「選択」する

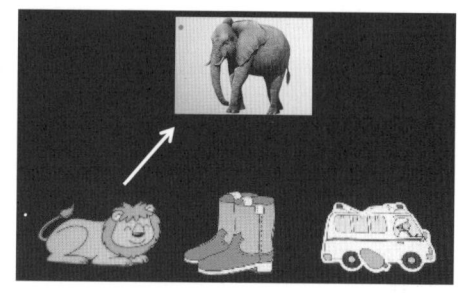

図49-b　絵カードと同じ切り抜き絵を「選択」する

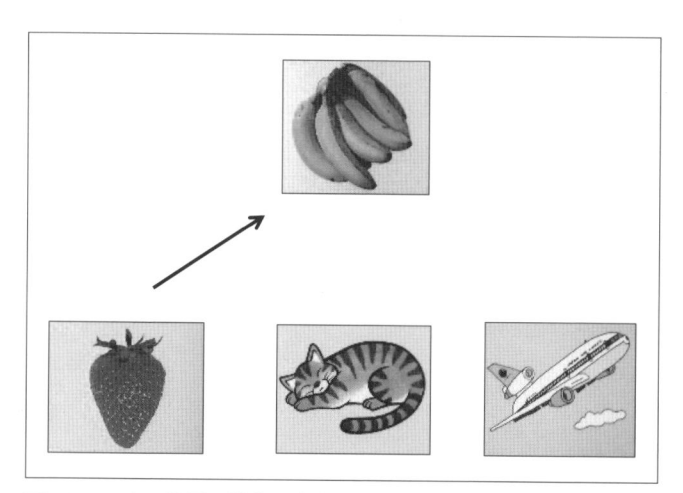

図49-c　向こう側の絵カードと同じ種族の絵カードを「選択」する

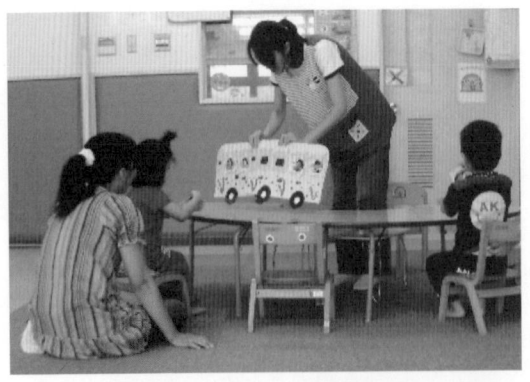

図50 集団保育のなかで，朝の出席チェックのときに，自分の顔写真を適切なところに貼り付ける

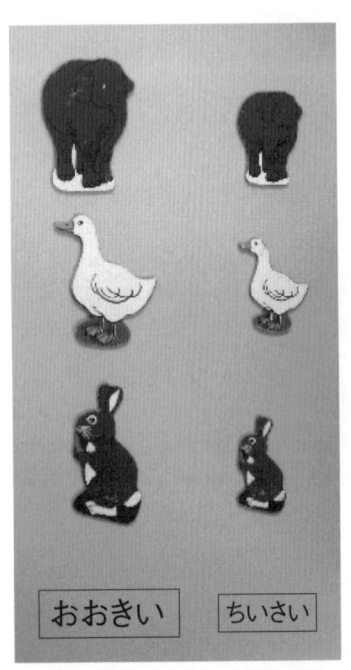

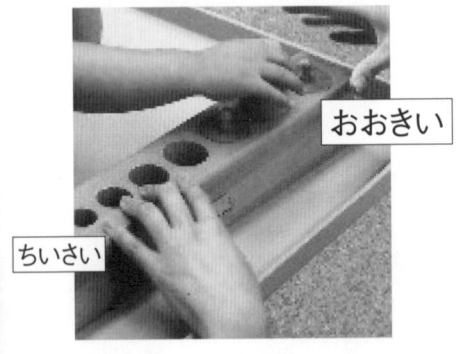

図51 大小を理解させる

・大小を理解させる

d）物事を 2～3 個の単語で表現できる段階
1）訓練プログラムの内容
・2 要素に注意した記号形式を区別させる
・2 個の物や事態を区別させる
・2 語連鎖ができるようになったら 3 語連鎖を学ばせる
・記号形式と物・事態を結合させる

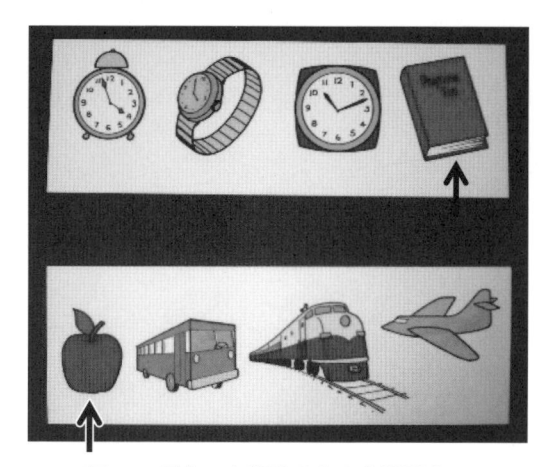

図52 異なった種族のものを選別する

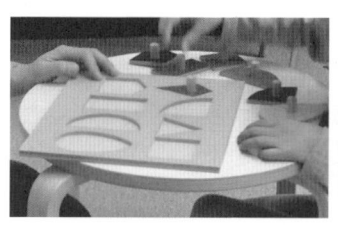

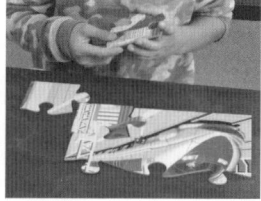

図53-a 身近でない物や複雑な形のはめ板をする

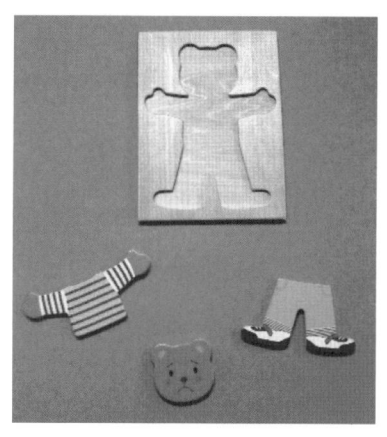

図53-b 3つのはめ絵で1つのものを完成する

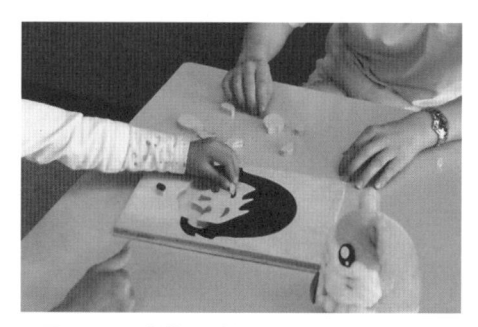

図53-c 多数の型をはめて1つのものを完成する

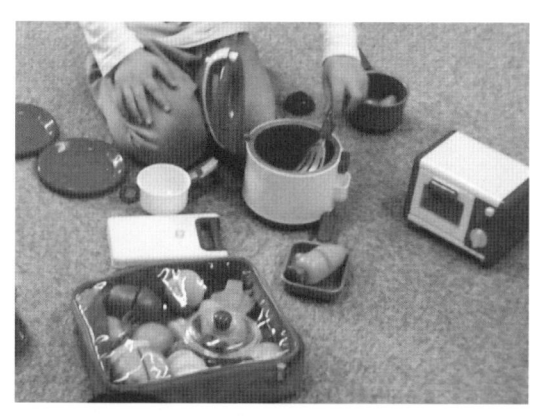

図54 ごっこ遊びをする

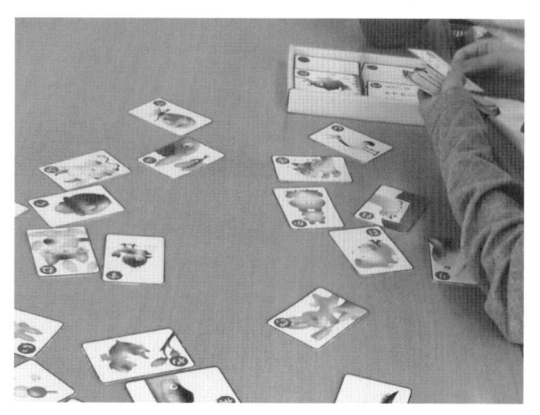

図55 カルタ遊びを通して，ことばと物の名前，物の名前と文字を学ぶ

第5章 ことばの発達に応じた働きかけ

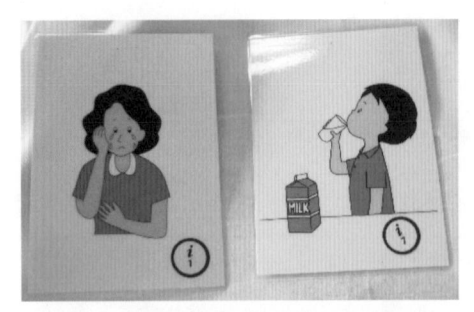

図 56　絵カードと音声を結びつける。誰が何をしているか理解させる。

　　（1 語レベル→2 語レベル→3 語レベル）
・疑問詞を理解させる

2）具体的な方法（図 57～66）
・絵を振るい分ける
・絵を選択する
・音声を記銘する
・指示事態を区別する

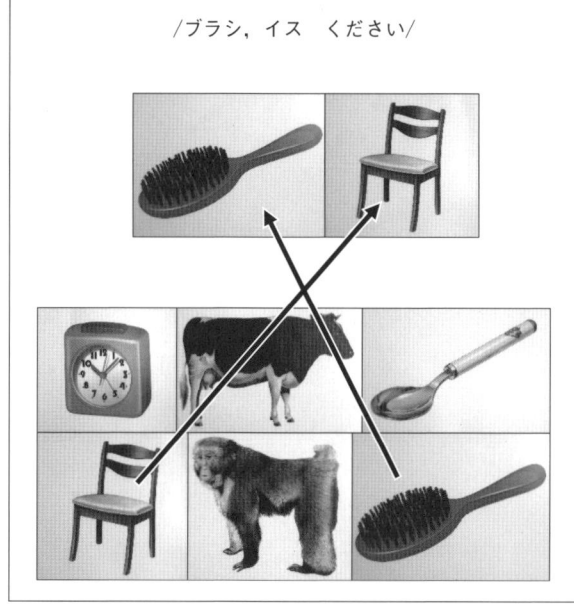

図 57-a

図 57-b

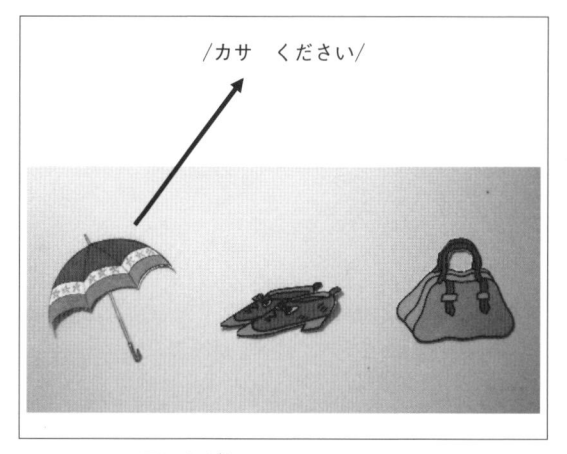

図 58-a 同じ人がもっている 3 つのものから「選択」する

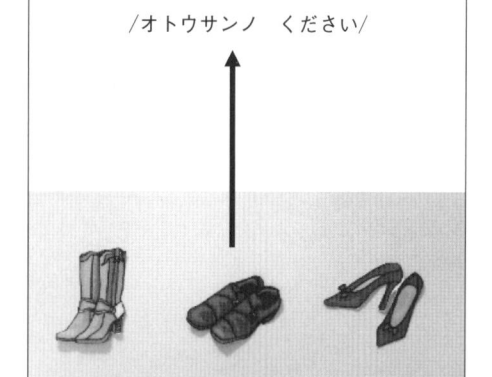

図 58-b 同じ種類の 3 つのものから所属の異なるものを「選択」する

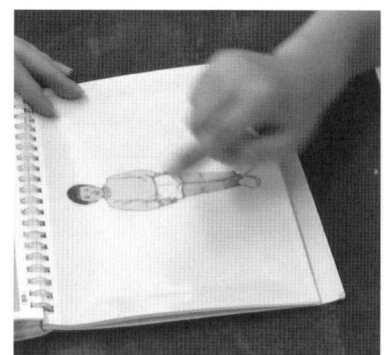

図 59 2 語連鎖を学ぶ

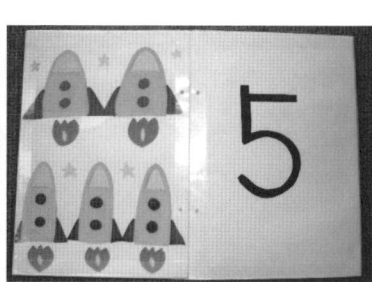

図 60 絵と数字を結びつける

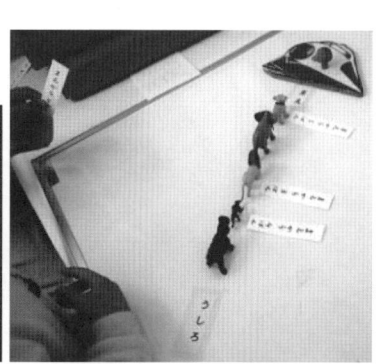

図 61 前後を理解する

第 5 章 ことばの発達に応じた働きかけ　　81

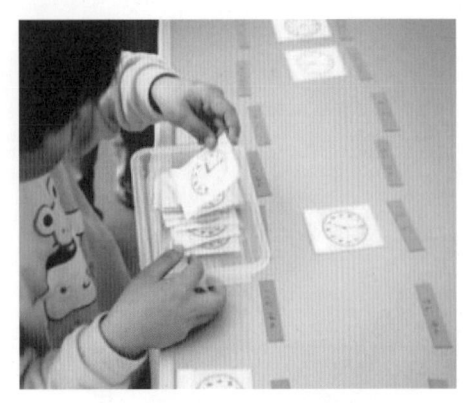

図62　時計の読み方を理解する

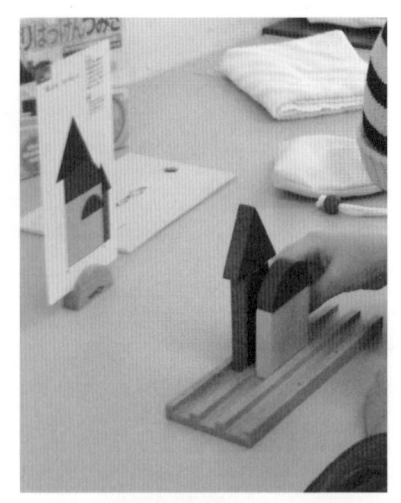

図63　色，形，前後の3要素を理解する

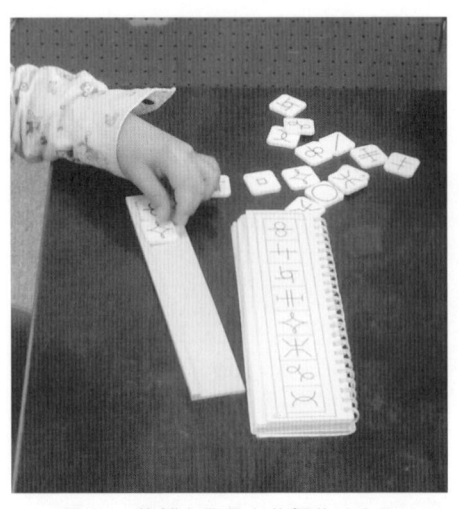

図64　複雑な記号を分類分けする

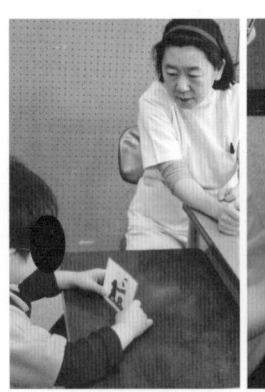

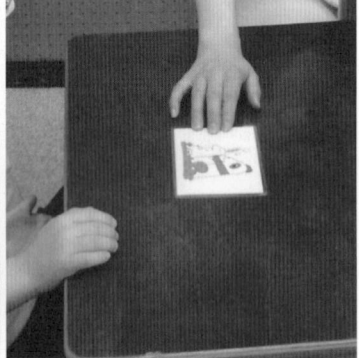

図65　動作絵カードをみて，2〜3連語でコミュニケーションをとる

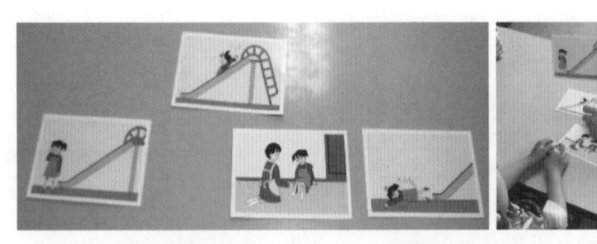

図66　複数の動作絵カードをみて，時間や話の流れについて学ぶ

e）語順や助詞の使い方を学ぶ段階
1）訓練プログラムの内容
- 語順を理解させる
  3 語連鎖を確立し，拡大させる
  役割交代のある動作語彙を獲得させる
  単語レベルの文字言語を習得させる
- 助詞を習得させる

2）具体的な方法（図 67〜76）
- 絵カード，文字カードを用いて，ふるい分けする
- 多数の絵カードのなかから，配列を覚えて選択する
- 絵カードと文字単語を用いて，語順を理解する
- 絵カードと文字をもちいて，助詞を理解する

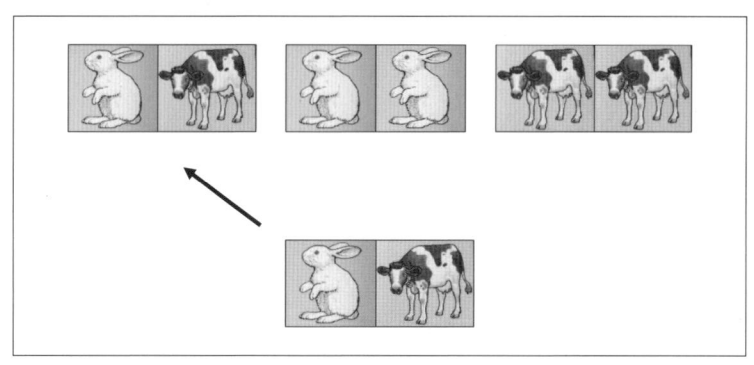

図 67-a　手前にあるのと同じ組み合わせの絵カードを選択する

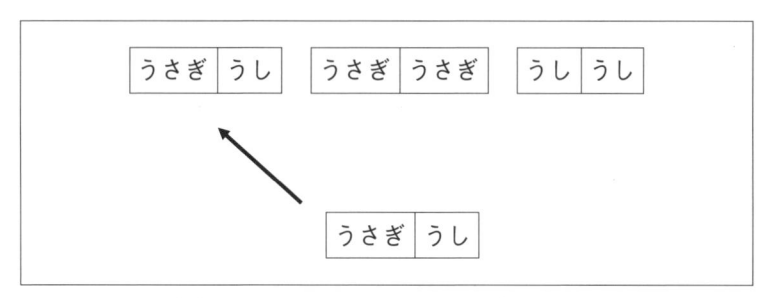

図 67-b　手前にあるのと同じ組み合わせの文字カードを選択する

第 5 章　ことばの発達に応じた働きかけ

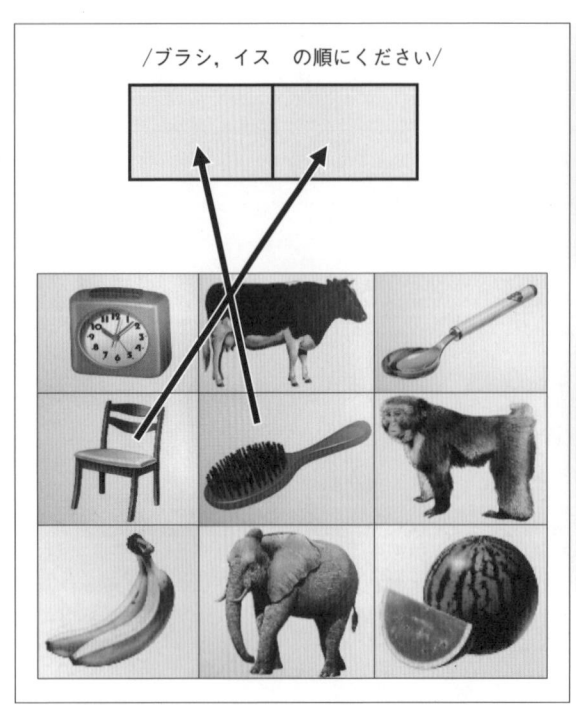

図68 要求語に合わせて絵カードを選ぶ

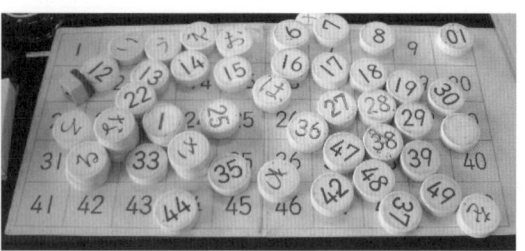

図69 2桁の数と数字を結びつける

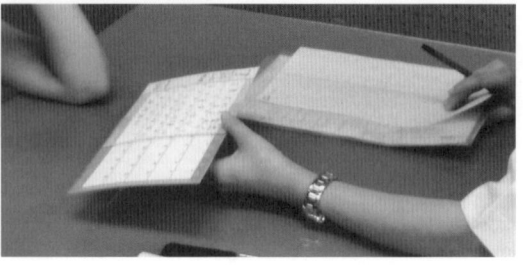

図70 カレンダーを用いて日付の概念を学ぶ

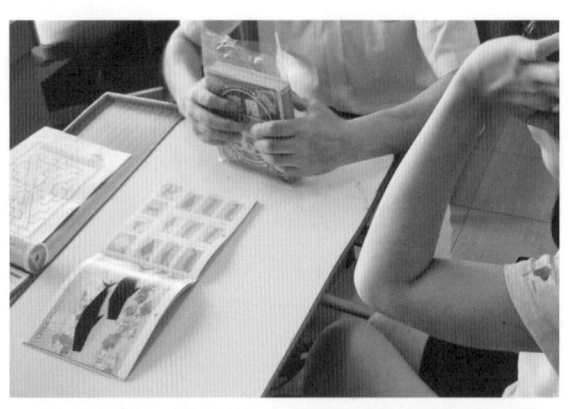

図71 類似した形の絵カードから同じ形のものを選択し，視覚認知機能を高める

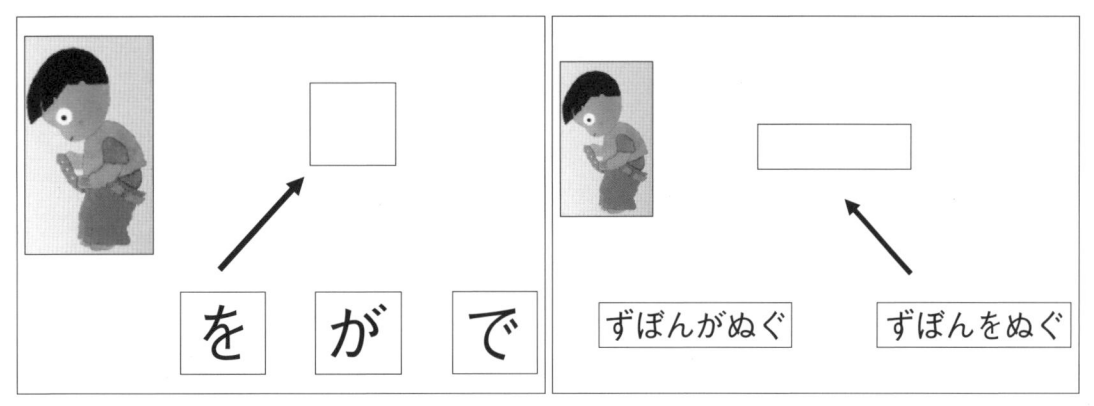

図72-a　動作絵を見て，手前の3枚のカードから，正しい助詞を選んで，向こうに置く

図72-b　正しい二語文を選んで，向こう側に置く

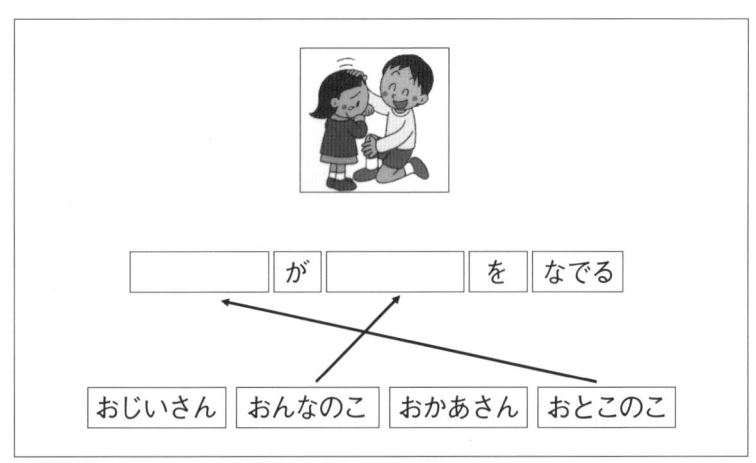

図73　動作絵を見て，手前の4枚のカードから助詞につながる正しい名詞を選んで向こうに置く

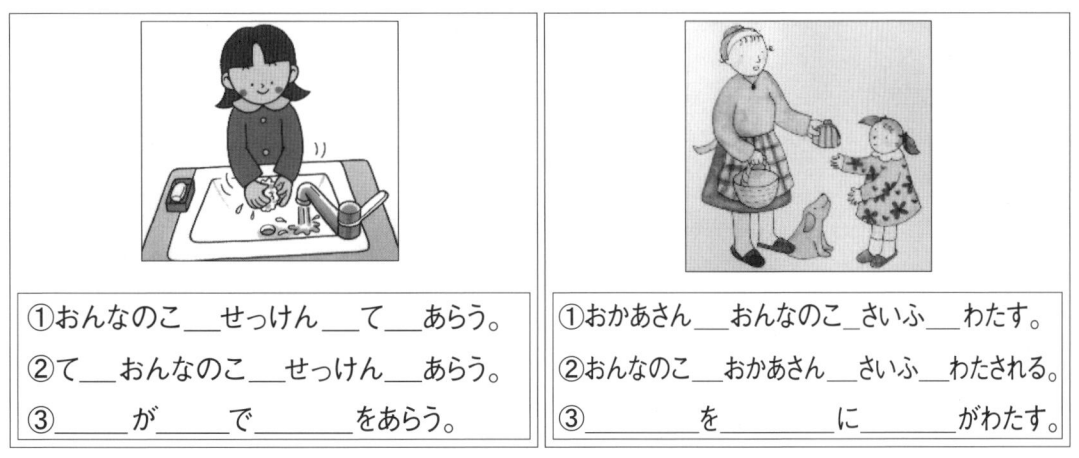

図74　アンダーラインのところに助詞や名詞をいれる

①おんなのこ＿＿せっけん＿＿て＿＿あらう。
②て＿＿おんなのこ＿＿せっけん＿＿あらう。
③＿＿＿が＿＿＿で＿＿＿をあらう。

図75　アンダーラインのところに助詞や名詞をいれる

①おかあさん＿＿おんなのこ＿さいふ＿＿わたす。
②おんなのこ＿＿おかあさん＿＿さいふ＿＿わたされる。
③＿＿＿を＿＿＿に＿＿＿がわたす。

第5章　ことばの発達に応じた働きかけ

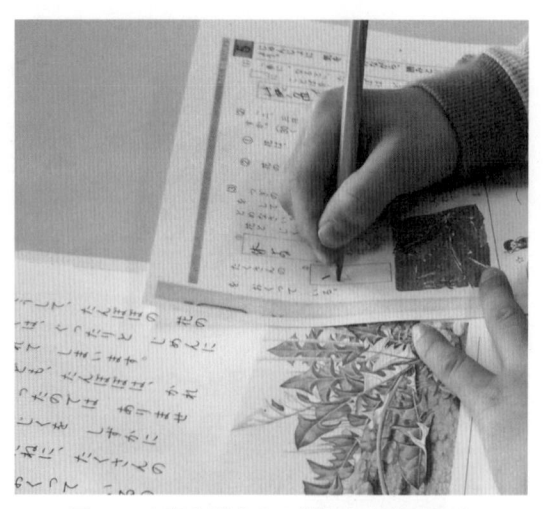

図 76　文章を構成する単語を文字で示す

コラム（7）：スクリプト

　スクリプト（台本）とは，レストランに行く，買い物をするなどの一連の行動を，いくつかの場面に分けて言語訓練を行っていく方法である。例えば，レストランのスクリプトでは，レストランに入る，注文する，食事をする，会計をして店を出る，という4つの場面があるが，それぞれの場面は子どもにとって言語を学ぶ機会になる。レストランごっこを通して，状況を把握し，適切なことばを使うことを学ぶ訓練が行える。

コラム（8）：INREAL（Inter Reactive Learning and Communication インリアル）

　1974年，米国でWeissが開発した言語訓練法で，強制するのでなく子どもの自発性を重視する。プレイセラピーを用いて行われ，母子関係の形成，子どもとのかかわり方も重視する。子どもへの大人の基本姿勢には，静かに見守ること，よく観察すること，深く理解すること，耳を傾けること，の4つがある。
　ことばを伸ばしていく工夫には次のようなものがある。
　　☆ミラリング：子どもの行動のまねをする
　　　子どもが突然「ばんざい」などをしたら，その意味がわからなくても，とりあえず動作のまねをして，コミュニケーションをとろうとする。
　　☆モニタリング：子どもの出す音や声をまねする
　　　子どもが「ワアー」などと言ったら，意味がわからなくても，とりあえずまねをして，コミュニケーションをとろうとする。
　　☆パラレル・トーク：子どもの行動や気持ちをことばで言う

子どもが遊んでいて何かにびっくりしたら「今，○○にびっくりしたねー」などと言って，子どもの気持ちをことばで表し，気持ちを共有する。
☆セルフ・トーク：大人が自分の行動や気持ちをことばで言う
　　食事を終えたときに「ああ，おいしかった」，驚いたときに「ああ，びっくりした」などと言って気持ちを外に出し，子どもと共有したり，ストレスをはき出したりする。
☆リフレクティング：さりげなく間違いを訂正したり，ことばの助けをする
　　子どもがりんごを見て「ギンゴ」と言ったら，さりげなく「あっ，リンゴね」と言ったり，「ヨーが，ヨーが…」と言っていたら「ヨーちゃんが食べたいのね」と助けてあげる。
☆エクスパンション：子どもが使ったことばの意味を広げて返す
　　子どもが「あっ，ブーブ」と言ったら，「そうね，赤いブーブね」と意味を広げて返す。
☆モデリング：子どもに会話のモデルを示す
　　子どもが「バーバ，チワ」と言ったら，「バーバ（おばあちゃん）のお家に行ってコンニチワって言おうね」と会話のモデルを示してあげる

第6章 拡大・代替コミュニケーション

　運動障害性構音障害においては，補助的・代償的なコミュニケーション手段（拡大・代替コミュニケーション Augmentative and Alternative Communication：AAC）が有効である．AAC 導入にあたっては，公的資金援助に関するソーシャルワーカーの支援，家庭と学校の連携，作業療法士やリハビリテーション工学士の協力によるスイッチの工夫（**図77**）などが大切である．AAC には次のような手段がある．

a）機器を使わない手段
　☆ジェスチャー
　☆コミュニケーションボード（**図78-a，b**）
　☆マカトン法のサイン・絵文字（**図79**），Pictogram Ideogram Communication（PIC）の絵文字（**図80**）など

b）AAC 機器
　☆携帯電話
　☆ノートパソコン
　☆音声出力型コミュニケーションエイド（Voice Output Communication Aids：VOCA）
　・携帯用会話補助装置：よく使うことばを録音登録するものや，文字を入力して合成音声で読み上げるものなどがある．
　・トーキングエイド（**図81**）
　・トークアシスト（**図82**）
　・レッツチャット（**図83**）

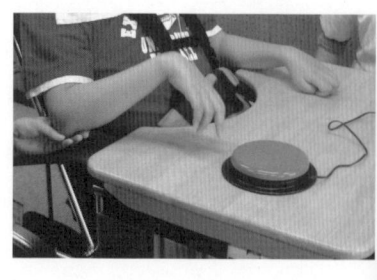

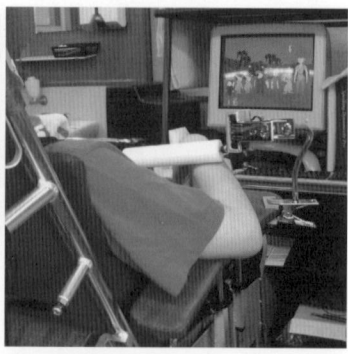

図77　いろいろなスイッチを用いる

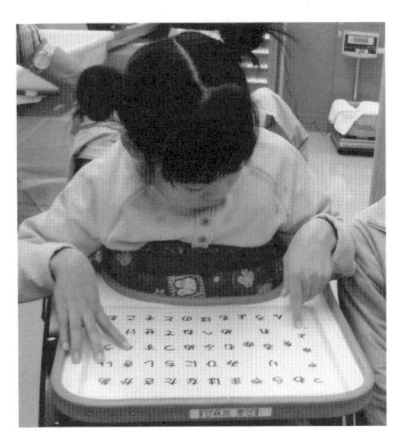

図 78-a　コミュニケーションボード

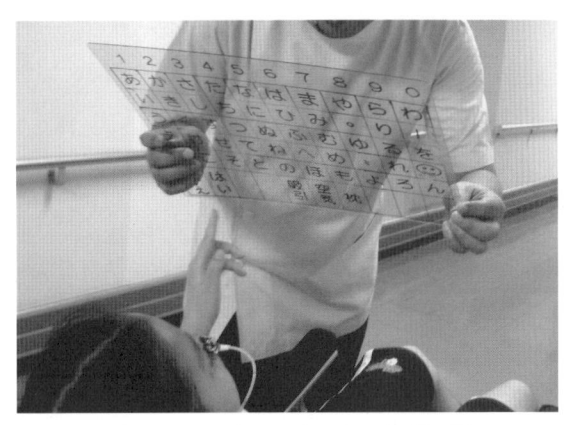

図 78-b　コミュニケーションボード

手指でサインを示したり、絵に描いたシンボルをことばと併用する

● マカトン・サインの例（動作の絵）

食事/ごはん　おいしい　赤ちゃん　車/バス

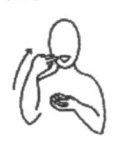

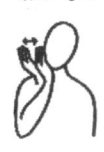

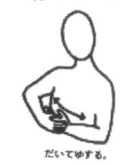

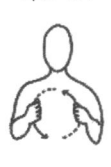

● マカトン・シンボルの例

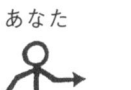

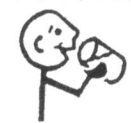

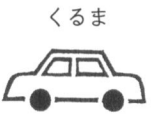

わたし　あなた　のみもの（のむ）　くるま

図 79　マカトン法

〔1）改訂版日本版マカトン・サイン核語彙．日本マカトン協会，2006．2）日本版マカトン・シンボル集．日本マカトン協会，2005〕

第6章　拡大・代替コミュニケーション

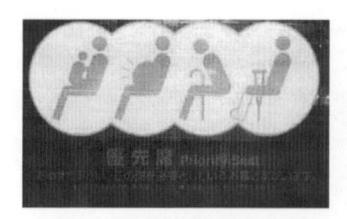

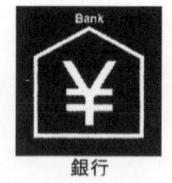

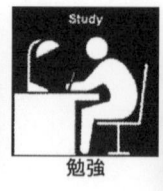

図80 Pictogram Ideogram Communication（PIC）
手指でサインを示したり，絵に描いたシンボルをことばと併用する
著作権は日本PIC研究所

図81 トーキングエイド

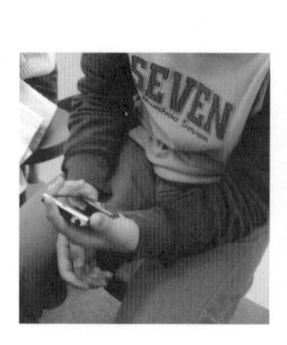

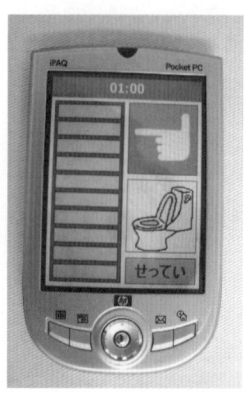

図82 トークアシスト

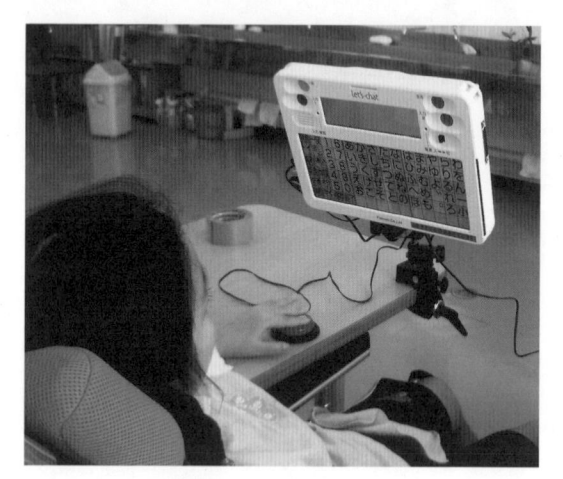

図83 レッツチャット

参考文献
・上野一彦，他：マカトン法入門．旭出学園教育研究所，1990

索　引

数字

1歳6カ月児健診　10
3歳児健診　10
5歳児健診　11
〈S―S法〉言語発達遅滞検査　6, 22

A

アスペルガー症候群　35, 36
AAC　88
AAC機器　88

B

ブローカ失語　65
母子関係　68
母体疾患に関するハイリスク要因　11

C

知能検査　18
知的発達　3
知的障害　36
聴覚の発達　5
聴覚失認　66
聴覚障害　26
聴覚障害のハイリスク要因　26
聴覚障害の程度　26
聴力検査　13
聴性脳幹反応（ABR）　15
注意欠如・多動性障害 ADHD　47
中枢神経刺激薬　47

D

読字障害　45

E

遠城寺式・乳幼児分析的発達検査　15, 16

G

学習障害　43
言語　1
言語検査　13
言語機能検査　60
言語行動の3側面　6
言語の3要素　1
言語障害　25
虐待　68

H

発達検査　15
標準失語症検査　23

I

インリアル（INREAL）　86
意味　1
稲毛式精神発達検査　17
ITPA言語学習能力診断検査　23

J

自閉性障害の認知発達水準（太田のStage分類）　31
自閉症　29
自閉症の認知発達治療　33
情緒の発達　3

K

ことばの発達　5, 70
コミュニケーション手段の確保　71
コミュニケーション態度　6, 8
コース立方体組み合わせテスト　19
絵画語彙発達検査　22
拡大・代替コミュニケーション　88
環境の整備　71
緘黙　69
家族に対する支援　69
家族支援　50

軽度発達障害　12, 51
形式　1
形態素　1
記号形式―指示内容関係　6, 7
機能性構音障害　27
機能的側面　6
記憶検査　59
器質性構音障害　27
基礎的学習能力　6
基礎的プロセス　6, 8
吃音　68
子どもへのソーシャルスキルトレーニング　49
心の理論　35
行動療法　32, 49
広汎性発達障害　28
高次脳機能障害　57
高機能自閉症　35
構音検査　22
構音検査法＜試案1＞　28
抗てんかん薬　43
構造的側面　6
急性脳症　62
K-ABC心理・教育アセスメントバッテリー　19

M

マカトン法　89
マッカーシー認知能力診断検査　21

N

認知障害　57
妊娠・分娩に関するハイリスク要因　11
脳外傷　62
脳性麻痺　28, 61
脳障害のハイリスク要因　10
乳幼児健診　9

O

オージオグラム　14
音韻　1
音声出力型コミュニケーションエイ

ド　88
大脇式知能検査　19
親へのペアレントトレーニング
　49

S

スクリプト　86
算数障害　45
選択的ノルアドレナリン神経終末取
　り込み阻害薬　47
社会性の発達　4
社会的行動障害　57
視覚認知機能検査　59
神経心理学的検査　59
新版K式発達検査　15
心理検査　13
新生児に関するハイリスク要因
　11
失語　64
失認　66
使用　1
書字表出障害　45
障害の診断　12

小児自閉症評価尺度（CARS）　30
粗大運動　2

水頭症　61
S-M社会生活能力検査　21

T

てんかん　41
てんかん発作の国際分類（1981）
　41
てんかん症候群の国際分類（1989）
　41
トーキングエイド　88
多国語　67
田中ビネー知能検査　18
多胎児　67
手の運動　3
特異的言語発達障害　55
統語　1
TEACCHプログラム　32

U

生まれつきみられる高次脳機能障
　害　61
運動発達　2
運動障害性構音障害　27, 88

V

VOCA　88

W

WISC-Ⅲ知能検査　18
WPPSI知能検査　19

Y

薬物療法　33, 47

Z

前頭葉機能検査　60

著者略歴　　栗原　まな　　MANA KURIHARA

現職：
神奈川県総合リハビリテーションセンター小児科部長
東京慈恵会医科大学小児科准教授

略歴：
昭和52年千葉大学医学部卒業
東京慈恵会医科大学，国立大蔵病院，都立北療育医療センター，神奈川県立こども医療センターなどを経て，昭和64年より神奈川県総合リハビリテーションセンター小児科に勤務

専門医資格：
日本小児科学会，日本小児神経学会，日本リハビリテーション医学会，日本てんかん学会

著書：
眼で見る小児のリハビリテーション（診断と治療社，2004，2007改訂版）
ふたたび楽しく生きていくためのメッセージ
　　―後天性脳損傷の子どもをもつ家族との対話（クリエイツかもがわ，2006）
小児リハビリテーション医学（医歯薬出版，2006）
小児の高次脳機能障害（診断と治療社，2008）
わかりやすい小児の高次脳機能障害対応マニュアル（診断と治療社，2009）

©2010　　　　　　　　　　　　　　　　　　　　第1版発行　2010年1月15日

ことばの遅れ：評価と対応

（定価はカバーに表示してあります）

検印省略	著　者　　栗原まな（くりはら）
	発行者　　服部治夫
	発行所　　株式会社 新興医学出版社
	〒113-0033 東京都文京区本郷6丁目26番8号
	電話　03(3816)2853　　FAX　03(3816)2895

印刷　三報社印刷株式会社　　ISBN 978-4-88002-695-4　　郵便振替　00120-8-191625

・本書の複製権・上映権・譲渡権・公衆送信権（送信可能化権を含む）は株式会社新興医学出版社が保有します。
・JCOPY 〈(社)出版者著作権管理機構 委託出版物〉
本書の無断複写は著作権法上での例外を除き禁じられています。複写される場合は，そのつど事前に，(社)出版者著作権管理機構（電話 03-3513-6969，FAX03-3513-6979, e-mail：info@jcopy.or.jp）の許諾を得てください。